150 leckere Rezepte für die ganze Familie

Das gesunde Kochbuch für den Thermomix

Maite Sommer

Alle Ratschläge in diesem Buch wurden vom Autor und vom Verlag sorgfältig erwogen und geprüft. Eine Garantie kann dennoch nicht übernommen werden. Eine Haftung des Autors beziehungsweise des Verlags für jegliche Personen-, Sach- und Vermögensschäden ist daher ausgeschlossen.

150 leckere Rezepte für die ganze Familie:
Das gesunde Kochbuch für den Thermomix

Für Fragen und Anregungen:
m.books@gmx.at
Auflage 2020

Vorwort

Gehörst du auch zu den Menschen, die viel und gerne in der Küche stehen und sich Gedanken um das Essen machen? Vermutlich kennst du demnach die typischen Kochprobleme: Der Heißhunger der Familie um die Mittagszeit, das Erstellen von Menüs und Gerichten bei großen Festen oder Familienfeiern, die schnelle Küche für morgens und zwischendurch - aber all das möglichst gesund?!

Herzlichen Glückwunsch - mit diesem Buch bist du bestens ausgestattet mit vielfältigen Rezepten, die die Familie zu jeder Mahlzeit glücklich, zufrieden und satt macht - und das ganz ohne Stress in der Küche! Es erwarten dich viele gesunde, schnelle und ausgewogene Rezepte, die sich ebenso gut zum Vorkochen eignen oder direkt frisch zubereitet werden können - je nach Lust, Laune und Zeit. Deshalb sind die Rezepte auch in zwei Kategorien aufgeteilt: Die „Express-Rezepte" eignen sich ideal für den Alltag, wenn es etwas chaotischer zugeht und das Essen am besten ratzfatz fertig sein soll. Die „Sonntagsrezepte" sind für die ruhigeren Tage oder auch für Feierlichkeiten angedacht, wie beispielsweise Sonntagsbrunch mit der Familie oder leckere Gerichte, die man für stressige Zeiten vorkochen kann. Diese Rezepte können dann verwendet werden, wenn es die Zeit zulässt, du dich voll und ganz auf das Kochen konzentrieren kannst und natürlich willst. Denn am besten schmecken die Mahlzeiten immer noch, wenn mit einer extra Portion Liebe gewürzt wird!

Besonders der Aspekt der „Gesundheit“ wird in diesen Rezepten großgeschrieben und sind mit einigen Tipps zwischendurch gekennzeichnet, wie du ganz einfach in die Mahlzeiten ein wenig Frische reinbringen kannst – ohne, dass der gute Geschmack verloren geht. Hierfür habe ich als Grundlage die Philosophie von Kneipp® gewählt, die sich am Besten in die Alltagswelt der ganzen Familie einbringen lässt, ohne viele Einschränkungen abzuverlangen. Vereinzelte Tipps hierzu gibt es bei den verschiedenen Rezepten.

Einzige Voraussetzung für dieses Buch: Du solltest im Besitz eines Thermomix sein – dein Freund und Helfer in allen kulinarischen und praktischen Belangen. Na dann – los geht's!

Bon appétit!

INHALT

Überblick der Philosophie von Kneipp®

DIE ERNÄHRUNGSSÄULE

Die Philosophie von Sebastian Kneipp beruht auf den fünf Grundprinzipien Wasser, Pflanzen, Bewegung, Ernährung und Balance. Zu diesen Themen hat Kneipp allgemeingültige Anwendungen entwickelt, welche in vielen Gesundheitskonzepten weiterentwickelt wurden.

„Die Natur ist die beste Apotheke“ (Sebastian Kneipp)

Mit diesem Zitat lassen sich die fünf Säulen von Kneipp grob zusammenfassen. Im Kern ging es Kneipp vor allem um die Verhinderung von Krankheiten: „Vorbeugen ist besser als heilen“, denn „gesund bleiben und lang leben will jedermann, aber die wenigsten tun etwas dafür“. Bei Kneipp gibt es jedoch keine strengen Gebote - vielmehr ist sein Konzept flexibel und offen“ (vgl. https://www.kneipp.com/de_de/kneipp-magazin/sebastian-kneipp/die-5-saeulen-von-kneipp/).

EIN PAAR TIPPS

(vgl. https://www.kneippbund.de/gesundheitsidee/ernaehrung/)

- Iss vielseitig und abwechslungsreich. Verboten hat Sebastian Kneipp nichts – nur das Übertreiben. Kneipp meinte: „Im Maße liegt die Ordnung. Jedes Zuviel und jedes Zuwenig stellt anstelle der Gesundheit Krankheit".
- Würze vielseitig: frische Kräuter, Knoblauch, Zitrone, Meerrettich oder Zwiebel bieten mehr Geschmacksvarianten als nur Salz und Ketchup.
- Bevorzuge pflanzliche Lebensmittel – am besten fünfmal täglich Obst und Gemüse und dafür nur wenig tierische Produkte.
- Milch (-produkte) am besten täglich genießen.

Eine gesunde Ernährung durch Kneipp® zu schaffen, dient hier nur als Anregung. Nimm dir das heraus, was dir hilfreich und machbar erscheint, und genieße deine Kochfreiheit, wie auch immer du sie nutzen möchtest.
Nun geht es aber direkt weiter mit den Rezepten. Gutes Gelingen!

Frühstück

Besonders für die Kleinsten der Familie ist diese Mahlzeit am allerwichtigsten. Wenn die Kinder gut gefrühstückt haben, können sie sich in der Schule besser konzentrieren, besser mitarbeiten und sie brauchen zudem weniger Pausensnacks zwischendurch. Deswegen ist es sinnvoll, sich Zeit für ein nachhaltiges Frühstück zu nehmen – dies ist jedoch leichter gesagt als getan! Also lassen uns das Frühstück so einfach wie möglich gestalten. Viele der folgenden Rezepte kannst du schon am Abend zuvor oder sogar ein, zwei Tage vorher vorbereiten. Lass dich inspirieren und suche dir die Rezepte heraus, die für deinen Alltag am besten passen. Viel Spaß!

Express-Rezepte

HASELNUSS-SCHOKO-PORRIDGE

Nährwerte pro Portion: 2463 kJ / 589 kcal, 56 g Kohlenhydrate, 32 g Fett, 14 g Eiweiß

Zutaten für 4 Portionen:

60 g Haselnüsse
200 ml Wasser
225 ml Milch
1 Handvoll Leinsamen
1 TL Flohsamen
10 g Trinkschokolade
80 g Reisflocken
40 g Nuss-Nugat-Creme
100 g Beeren nach Wahl

Zubereitung

1. Zunächst die Nüsse im Mixtopf 4 Sek. auf Stufe 6 klein schreddern und die Hälfte umfüllen.
2. Milch, Wasser, Leinsamen, Flohsamenschalen, Getränkepulver und Reisflocken in den Mixtopf zugeben und das alles 8 Min. auf Stufe 2 (100 °C) aufkochen.
3. Nuss-Nugat-Creme zugeben und 10 Sek. auf Stufe 3 verrühren. Den fertigen Porridge in Schalen umfüllen, mit Beeren und den restlichen Haselnüssen garnieren und warm servieren.

MANDEL-PORRIDGE MIT CHIASAMEN

Nährwerte pro Portion:1322 kJ / 315 kcal, 53 g Kohlenhydrate, 8 g Fett, 8 g Eiweiß

Zutaten für 4 Portionen:

600 ml Mandelmilch
20 g Ahornsirup
100 g zarte Haferflocken
2 EL Chiasamen
½ Vanilleschote (Mark)
50 g Beeren, z. B. Himbeeren
2 Bananen, in Scheiben

Zubereitung:

1. Alles außer dem frischen Obst im Mixtopf 12 Min. bei 90 °C auf Stufe 1 kochen.
2. Porridge in Schalen umfüllen, mit Himbeeren, Johannisbeeren und Bananenscheiben garnieren und heiß servieren. Fertig!

Tipp für Kinder: Es lassen sich tolle Gesichter mit den Beeren legen – da schmeckt das Frühstück gleich viel besser!

FRÜHSTÜCKSBREI

Nährwerte pro Portion: 789 kJ / 188 kcal, 25 g Kohlenhydrate, 8 g Fett, 5 g Eiweiß

Zutaten für 2 Portionen:

40 g Mandeln
40 g Reis
20 g Amaranthkörner
20 g Leinsamen
1 TL Zimt
200 g Haferflocken
50 g getrocknete Datteln
30 g getrocknete Gojibeeren
80 g Süßlupinenmehl oder Sojamehl
10 g Kokosmehl

Zubereitung

1. Zunächst die Mandeln im Mixtopf 3 Sek. auf Stufe 7 schreddern und in eine Schüssel geben.
2. Reis, Amaranth, Leinsamen und Zimt ebenfalls hinzufügen und 30 Sek. auf Stufe 10 zermahlen.
3. Haferflocken zugeben und 7 Sek. auf Stufe 7 schreddern.
4. Datteln und Gojibeeren zugeben und 4 Sek. auf Stufe 7 schreddern.

Süßlupinenmehl/Sojamehl, Kokosmehl und geschredderte Mandeln hinzugeben und alles 5 Sek. auf Stufe 4 verrühren. Frühstücksbrei genießen oder luftdicht verschließen, um ihn am nächsten Tag zu verzehren. Eignet sich hervorragend zum Vorkochen!

WALNUSS-BIRNEN-OBATZER MIT FETA

Nährwerte pro Portion: 546 kJ / 130 kcal, 4 g KH, 10 g Fett, 5 g Eiweiß

Zutaten für 2 Personen:

70 g halbierte Walnüsse
80 g gestückelten Feta
70 g Camembert
150 g Birnen aus der Dose
100 g Schmand oder Frischkäse
1 Schalotte in feinen Scheiben
jeweils 1 Prise Salz und Pfeffer

Zubereitung:

1. Zunächst Walnüsse im Mixtopf 2 Sek. auf Stufe 5 vermischen.
2. Anschließend die restlichen Zutaten 10 Sek. auf Stufe 3 vermengen und nach Belieben abschmecken.

Tipp: Hier kannst du nach Lust und Laune mit verschiedenen Kräutern würzen. Eine Handvoll Kräuter verleiht den Gerichten das gewisse Extra und ist wegen der Bitterstoffe perfekt für eine gute Verdauung.

PORRIDGE MIT SELBSTGEMACHTER ERDBEERSOSSE

Nährwerte pro Portion: 1058 kJ / 253 kcal, 39 g Kohlenhydrate, 3 g Fett, 13 g Eiweiß

Zutaten für 4 Portionen:

150 g aufgetaute TK-Erdbeeren
30 g Erythrit
400 ml Milch
2 EL Haferkleie
60 g zarte Haferflocken
100 g Beeren

Zubereitung:

1. Als Erstes die Erdbeeren und 10 g Zuckerersatz im Mixtopf 5 Sek. auf Stufe 5 mixen und in eine separate Schüssel umfüllen. Mixtopf danach ausspülen.
2. Nun Milch, das restliche Erythrit, Haferkleie und Haferflocken in den leeren Mixtopf geben und 9 Min. bei 90 °C auf Stufe 1 erhitzen. Porridge in Schalen umfüllen und mit Erdbeersoße garnieren. Optional können Beeren oder andere Obstsorten beigefügt werden.

Tipp: Porridge ist morgens für alle Naschkatzen der perfekte Start in den Tag. Anstatt Erdbeeren können auch beliebig andere Früchte verwendet werden oder es kann ein „Mixed- Berries-Porridge" daraus entstehen!

BIRNEN-HIRSE-BREI MIT WALNÜSSEN

Nährwerte pro Portion: 1518 kJ / 363 kcal, 56 g Kohlenhydrate, 10 g Fett, 8 g Eiweiß

Zutaten für 4 Portionen:

120 g Hirse
30 g Walnüsse
400 ml Milch
240 ml Wasser
1 Zimtstange
2 Gewürznelken
20 g Rohrohrzucker
1 TL Zitronenschale, gerieben
1 Prise Salz
4 Birnen, geachtelt
1 EL Zitronensaft
1 TL Vanillezucker
2 EL Ahornsirup oder Agavendicksaft

Zubereitung:

1. Als erstes ein Sieb bereitstellen, die Hirse darin einwiegen und unter fließendem, heißem Wasser abspülen. Flüssigkeit abtropfen lassen.
2. Anschließend Walnüsse im Mixtopf 3 Sek. auf Stufe 5 zerkleinern und in einen separaten Topf umfüllen. Milch, Wasser, Zimtstange und Nelken in den leeren Mixtopf geben und 5 Min. bei 95 °C auf Stufe 2,5 erwärmen. Zimtstange und Gewürznelken entfernen.
3. Nun abgetropfte Hirse, Zucker, Zitronenschale und Salz hinzugeben, Varoma®-Behälter als Überkochschutz auf den Mixtopfdeckel stellen und 25 Min. bei 95 °C auf Stufe 2 aufkochen lassen. Danach den Hirsebrei ca. 12 Minuten quellen lassen. Währenddessen die zerkleinerten Walnüsse in einer Bratpfanne kurz anrösten und in eine separate Schüssel füllen. Abschließend Birnen, Zitronensaft und Vanillezucker in einem Topf vermischen und bei mittlerer Hitze ein

wenig köcheln lassen, bis alles weich ist. Den Hirsebrei mit Birnen, gerösteten Nüssen und Ahornsirup (oder Agavendicksaft) garnieren und servieren.

SCHOKOAUFSTRICH MIT BANANE

Nährwerte pro Portion: 4449 kJ / 1052 kcal, 245 g Kohlenhydrate, 3 g Fett, 4 g Eiweiß

Zutaten für 2 Portionen:

200 g gestückelte Bananen
10 g Zitronensaft
20 g Schokoladenstreusel, zartbitter
200 g Gelierzucker zum Anrühren

Zubereitung:

1. Zitronensaft, Bananen und Gelierzucker im Mixtopf 1 Min. auf Stufe 5 vermischen.
2. Danach die Schokostreusel hinzufügen und 10 Sek. auf Stufe 2 verrühren.
3. Nu den Aufstrich in ein Gefäß mit Schraubdeckel einfüllen und kaltstellen. Nach Belieben servieren.

Tipp: Am besten schmeckt dieser Aufstrich auf einem dunklen Vollkornbrot. Vollkornkost macht zudem schneller satt und ist gesünder als Weizenkost.

HIMBEER-MANGO-MARMELADE

Nährwerte pro Portion: 91 kJ / 21 kcal, 5 g Kohlenhydrate, 0 g Fett, 0 g Eiweiß

Zutaten für 6 Portionen:

Schalen von 5 Limetten in Bioqualität
600 g tiefgefrorene Mangostücke
400 g TK-Himbeeren
50 g Limettensaft
1 TL neutrales Pflanzenfett
500 g Gelierzucker 2:1

Zubereitung:

1. Zunächst Limettenschalen im Mixtopf 45 Sek. auf Stufe 10 vermischen.
2. Anschließend Mango zugeben und auf Stufe 7 herunterschalten. Alles 10 Sek. vermengen.
3. Himbeeren, Limettensaft, Pflanzenfett und Gelierzucker hinzugeben und 15 Min. bei 100 °C auf Stufe 2 kochen, immer wieder mithilfe des Spatels umrühren und den Messbecher wieder einsetzen.
4. Konfitüre in Schraubgläser füllen, fest verschließen und 5 Minuten auf den Deckel stellen. Danach wieder umdrehen und abkühlen lassen. Himbeer-Mango-Konfitüre kühl lagern.

SCHOKOAUFSTRICH MIT FRISCHKÄSE

Nährwerte pro Portion: 663 kJ / 158 kcal, 9 g Kohlenhydrate, 12 g Fett, 9 g Eiweiß

Zutaten für 2 Portionen:

20 g Zucker
100 g gestückelte Zartbitterschokolade
2 TL Kakaopulver
200 g Frischkäse

Zubereitung:

1. Als Erstes Zucker im Mixtopf 10 Sek. lang auf Stufe 10 zu Pulver verarbeiten.
2. Zartbitterschokolade zugeben, 5 Sek. auf Stufe 7 schreddern und nach unten schieben.
3. Kakaopulver hinzufügen und 3 Min. bei 50 °C auf Stufe 2 schmelzen.
4. Zuletzt den Frischkäse zugeben und 15 Sek. auf Stufe 4 unterrühren. Masse für mindestens eine Stunde kaltstellen.

Tipp: Dies ist der etwas gesündere „Nutella"-Ersatz. Selbst gemacht und superlecker!

RHABARBER-ERDBEER-BASILIKUM-KONFITÜRE

Nährwerte pro Portion: 1414 kJ / 334 kcal, 76 g Kohlenhydrate, 1 g Fett, 1 g Eiweiß

Zutaten für 4 Portionen:

255 g Rhabarber, gewürfelt
750 g Erdbeeren
500 g Gelierzucker 2:1
1 Klecks Pflanzenfett, z. B. Kokosöl
4 Stängel Basilikum, nur die Blätter
20 g Zitronensaft

Zubereitung:

1. Zunächst die Erdbeeren im Mixtopf 5 Sek. auf Stufe 5 pürieren.
2. Rhabarber und Gelierzucker zugeben, 5 Sek. auf Stufe 1 mischen und abgedeckt für ein bis zwei Stunden abkühlen lassen.
3. Zitronensaft und Pflanzenfett hinzufügen und 18 Min. bei 100 °C auf Stufe 2 aufkochen lassen. Danach eine Gelierprobe machen.
4. Abgezupfte Basilikumblätter mit dem Spatel unterrühren und die Konfitüre in heiß ausgespülte Schraubgläser geben. Gläser fünf Minuten auf den Deckel stellen und auf einem Gitter abkühlen lassen. Fertig!

Tipp: Schmeckt am besten auf pflanzlicher Margarine oder Frischkäse. So hält man auch die Frühstücksmahlzeit gesund.

RADIESCHEN-QUARK-AUFSTRICH

Nährwerte pro Portion: 140 kJ / 33 kcal, 5 g Kohlenhydrate, 0 g Fett, 5 g Eiweiß

Zutaten für 2 Portionen:

140 g Radieschen
1 Frühlingszwiebel
2 zerkleinerte Stängel Petersilie
3 zerkleinerte Stängel Dill
500 g Magerquark
100 g Tomaten
20 ml Milch
1 gestrichener TL Salz
1 Prise Pfeffer

Zubereitung:

1. Radieschen, Frühlingszwiebel, Petersilie und Dill im Mixtopf 5 Sek. auf Stufe 5 vermengen und nach unten schieben.
2. Anschießend alle anderen Zutaten hinzufügen, 20 Sek. auf Stufe 2 mixen und abschmecken. Fertig zum Servieren!

SCHOKO-ERDNUSS-AUFSTRICH

Nährwerte pro Glas: 10849 kJ / 2592 kcal, 147 g Kohlenhydrate, 203 g Fett, 46 g Eiweiß

Zutaten für 2 Gläser:

100 g Erdnüsse, gesalzen
200 g Zartbitterschokolade
50 g Margarine
40 g Zucker
150 g Sahne

Zubereitung:

1. Erdnüsse im Mixtopf 8 Sek. auf Stufe 5 hacken und in eine Schale füllen.
2. Nun die gestückelte Schokolade im Mixtopf 15 Sek. auf Stufe 7 klein schreddern und die Reste nach unten schieben.
3. Butter, Sahne und Zucker hinzufügen und 6 Min. bei 50 °C auf Stufe 2 schmelzen lassen. Die zerkleinerten Erdnüsse hinzugeben und 10 Sek. auf Stufe 3 verrühren.
4. Alles gut in einem Schraubglas verschließen und nach Belieben servieren.

Tipp: Eignet sich besonders gut für den ausgedehnten Sonntagsbrunch, bei dem süße Sachen natürlich nicht fehlen dürfen. Selbstgemachtes ist so lecker und vor allem viel gesünder, da es frei von Konservierungsstoffen oder weiteren Zusätzen ist.

SONNTAGS-REZEPTE

HONIG-DINKEL-RINGE

Nährwerte pro Ring: 952 kJ / 228 kcal, 39 g Kohlenhydrate, 4 g Fett, 7 g Eiweiß, 3,4 g Ballaststoffe

Zutaten für ca. 6 Ringe:

Vorteig:

80 ml Wasser

1 Stk. frische Hefe (1 g davon)

120 g Dinkel-Vollkornmehl

Hauptteig:

270 ml Wasser

80 ml frischer Orangensaft

5 g frische Hefe

500 g Dinkelmehl

3,5 TL Flohsamen

2 TL Salz

20 g Butter

50 g Honig

2 EL Sesam

1 EL Leinsamen

optional 1 EL Mohn

Zubereitung:

Vorteig:

1. Zunächst Wasser, Hefe und Dinkel-Vollkornmehl im Mixtopf 1 Min. auf Stufe 3 verrühren.
2. Den Teig in ein Gefäß (ca. 0,5 l) geben und am besten über Nacht reifen lassen.

Hauptteig:

1. Wasser, Orangensaft, Vorteig, Hefe, Dinkelmehl, Flohsamenschalen, Butter, Salz und Honig im Mixtopf 3 Min. vermischen.
2. In der Zwischenzeit eine Teigwanne einfetten und zwei Backbleche mit Backpapier belegen. Den Teig in die vorbereitete Wanne umfüllen und zugedeckt zwei Stunden ruhen lassen.
3. Teig auf eine Arbeitsfläche mit Mehl geben und 12 Teigstücke (à ca. 100 g) abstechen und rundschleifen. 14 Minuten ziehen lassen. Währenddessen alle Samen und Körner in einer Schüssel mischen.
4. Mit dem Finger ein Loch in die Mitte eines jeden Teiglings machen und auf der bemehlten Arbeitsfläche etwas drehen, damit ein Ring entsteht (Durchmesser von etwa 5 cm). Die Ringe mit Wasser bestreichen, mit Körner-Mischung bestreuen und auf die Backbleche legen. Honig-Dinkel-Ringe 30 Minuten entspannen lassen. In der Zwischenzeit ein flaches, feuerfestes Gefäß zum Schwaden in den Backofen stellen und diesen auf 250 °C vorheizen. Eine Spritze mit Wasser (30 ml) füllen und bereitstellen.
5. Die Dinkel-Honig-Ringe dann in den heißen Backofen schieben. Wasser aus der Spritze schnell in das heiße Gefäß spritzen, Backofen sofort schließen, damit der Dampf nicht entweicht. Backofentemperatur auf 230 °C reduzieren und 15 Minuten backen. Die fertigen Ringe auf einem Gitter abkühlen lassen. Fertig.

ROGGEN-MISCHBROT MIT KRÄUTERN

Nährwerte Gesamtrezept: 8753 kJ / 2190 kcal, 420 g Kohlenhydrate, 8 g Fett, 62 g Eiweiß

Zutaten für ein Brot:

Roggensauerteig:

200 ml Wasser

15 g Roggensauerteig

150 g Roggenmehl

Brühstück:

150 g Roggenkörner

250 ml Wasser

1 Prise Salz

Hauptteig

100 ml kaltes Wasser

5 g frische Hefe

300 g Weizenmehl

10 g Gerstenbackmalz

1,5 TL Salz

2 TL Kräuter-Brotgewürz

Zubereitung:

Roggensauerteig:

1. Zunächst Wasser im Mixtopf 2 Min. bei 37 °C auf Stufe 1 erhitzen. Warmes Wasser in ein hohes schmales Glas (ca. 1 l) geben und auf den Mixtopfdeckel stellen.

2. Roggensauerteig und Roggenmehl in das Glas einrühren, Glas absetzen und mit einem Schneebesen gut verrühren. Den Deckel locker auflegen und den Roggensauerteig ca. 12 Stunden bei Zimmertemperatur reifen lassen. In der Zwischenzeit das Brühstück zubereiten.

Brühstück:

1. Roggen im Mixtopf 45 Sek. auf Stufe 8 zerkleinern und in eine separate Schüssel umfüllen.

2. Danach Wasser und ein wenig Salz in den leeren Mixtopf

hineingeben, 3 Min. 30 Sek. bei 95 °C auf Stufe 1 erhitzen und über den Roggenschrot geben. Gut vermischen, abkühlen lassen und im Kühlschrank quellen lassen. Wenn der Sauerteig reif genug ist, kannst du mit dem Rezept fortfahren.

Hauptteig:

1. Nun Wasser, 365 g Roggensauerteig, Hefe, Brühstück, Weizenmehl, Backmalz, Salz und Brotgewürz im Mixtopf 2 Min auf Stufe 4 vermengen. Den Teig im verschlossenen Mixtopf 30 Minuten ruhen lassen. Währenddessen ein rundes Gärkörbchen und die Arbeitsfläche mit Weizenmehl bestäuben.
2. Den Teig auf die Arbeitsfläche geben, rundwirken, mit dem Schluss nach unten in das vorbereitete Gärkörbchen geben und zugedeckt ca. 50-55 Minuten quellen lassen. Währenddessen einen Gusseisentopf mit Deckel auf einem vorbereiteten Backblech platzieren und den Ofen auf 250 °C vorheizen. Backpapier bereithalten.
3. Den Brotteig auf ein Backpapier stürzen und das Backpapier rund um das Brot mit ca. 5 cm Abstand abschneiden. Den heißen Topf langsam aus dem Backofen nehmen, auf eine feuerfeste Unterlage stellen und den Deckel abnehmen. Den Brotteig mit dem Backpapier behutsam in den heißen Topf heben, mit dem Deckel verschließen und in den Backofen stellen. Backofentemperatur auf 230 °C reduzieren und 20 Minuten backen. Nun den Deckel entfernen und das Brot ca. 30-35 Minuten bei gleicher Temperatur fertig backen. Das Brot nun abkühlen lassen und dann servieren.

Tipp: Du kannst gerne die doppelte Menge machen und das zweite Brot einfrieren. Dann sparst du dir Zeit und Aufwand und hast immer frische Brote im Haus.

TOMATIGER KAROTTENAUFSTRICH

Nährwerte pro Portion: 63 kcal, 2 g Kohlenhydrate, 3 g Fett, 0 g Eiweiß

Zutaten für 4 Portionen:

1 Schalotte
10 g Pflanzenöl, z. B. Olivenöl
250 g Karotten, gestückelt
120 g Butter, gestückelt
80 g Tomatenmark
60 g getrocknete Tomaten in Öl
1 TL Thymian
0,25 TL Salz
1 TL Oregano
1,5 TL Gemüsebrühe

Zubereitung:

1. Zunächst die Zwiebel im Mixtopf 4 Sek. auf Stufe 7 zerkleinern. Olivenöl hinzufügen und 2 Min. bei 100 °C auf Stufe 2 andünsten.
2. Nun Karotten hinzugeben und 5 Sek. auf Stufe 6 zerkleinern. 50 g Butter hinzufügen und 8 Min. bei 100 °C auf Stufe 2 andünsten.
3. Alle übrigen Zutaten hinzugeben, 1 Min. bei 100 °C auf Stufe 2,5 verrühren und 15 Sek. auf Stufe 4-8 aufsteigend pürieren. Fertig!

PFIRSICH-MARMELADE

Nährwerte pro Glas: 4685 kJ / 1118 kcal, 268 g Kohlenhydrate, 0 g Fett, 2 g Eiweiß

Zutaten für 5 Gläser:

500 ml Wasser
1000 g Pfirsiche
1 Packung Gelierzucker 1:1
40 g Zitronensaft
1 Spritzer Pfirsichsirup

Zubereitung:

1. Als Erstes das ganze Wasser in den Mixtopf füllen. Nun 5 Schraubgläser heiß ausspülen, kopfüber in den Varoma-Behälter stellen und gut verschließen. Dann Varoma aufsetzen und 20 Min. auf Stufe 2 reinigen. Nach dieser Zeit Varoma beiseitestellen und den Mixtopf auswaschen. Einen Teller vorbereiten und diesen in das Gefrierfach stellen.
2. Jetzt Pfirsichhälften, Gelierzucker und Zitronensaft im Mixtopf 15 Sek. auf Stufe 5 vermischen und zerkleinern, anschießend 17 Min. bei 100 °C auf Stufe 2 kochen lassen.
3. Nun den Sirup hinzugeben und 10 Sek. auf Stufe 4 verrühren. Heiße Marmelade mithilfe eines Trichters in die Gläser füllen und sofort verschließen. Kühl und dunkel lagern und nach Bedarf servieren.

KRÄUTER-RÜHREI MIT FETA UND SPINAT

Nährwerte pro Portion: 626 kJ / 150 kcal, 2 g KH, 12 g Fett, 9 g Eiweiß

Zutaten für 4 Portionen:

50 g dünn geschnittene Zwiebeln
10 g Butter
½ TL Salz
1 Prise Muskatnuss, gemahlen
35 g frischer Babyspinat
50 g Feta, gestückelt
4 Eier
½ Bund frischer Schnittlauch
500 ml Wasser
4 Prisen Pfeffer
1 Handvoll frische Kräuter nach Wahl

Zubereitung:

1. Zunächst die Zwiebeln 5 Sek. auf Stufe 5 im Mixtopf klein schreddern und die Reste nach unten schieben. Anschließend Butter, Salz, Muskat und Spinat hinzugeben und nochmals 2 Min. bei 120 °C auf Stufe 1 andünsten. Währenddessen 4 kleine Förmchen (z. B. Muffinförmchen) mit Butter ausstreichen.
2. Nun Zwiebel-Spinatmischung in den eingefetteten Förmchen verteilen, je ein paar Stücke Feta darauf geben und in jedes Förmchen ein aufgeschlagenes Ei hineingeben. Ebenso den Schnittlauch darauf verteilen und Förmchen in den Varoma-Behälter stellen.
3. Jetzt das Wasser in den Mixtopf hineingeben und den Varoma aufsetzen. Das Wasser ca. 13 Minuten auf Stufe 1 garen lassen, bis die Eier aufgehen. Die fertigen Eier nun nach Belieben würzen und alles zusammen servieren.

KÄSE-SCHINKEN-OMELETTE MIT VOGERLSALAT

Nährwerte pro Portion: 425 kcal, 3 g Kohlenhydrate, 34 g Fett, 24 g Eiweiß,

Zutaten für 4 Portionen:

60 g Edamer, gestückelt
5 Bund Petersilie
30 g Parmesan am Stück
1 Schalotte
25 g Butter
50 g Schinken, geschnitten
8 Eier
0,5 l Wasser
3 EL Weinessig
4 EL Olivenöl
200 g Vogerlsalat
½ TL Salz
1 Prise Pfeffer

Zubereitung:

1. Zunächst den Einlegeboden des Varomas mit Backpapier belegen. Die Dampfschlitze am oberen Rand sollten frei bleiben.
2. Nun Käse, Schalotte und Petersilie im Mixtopf 6 Sek. auf Stufe 5 vermengen und zerkleinern.
3. Danach Eier und Butter ebenso hineingeben und 3 Sek. auf Stufe 4 langsam unterrühren.
4. Die Masse anschließend in den Varoma-Einlegeboden auf das vorbereitete Backpapier legen und mit Schinken- oder Speckwürfeln bestreuen.
5. Jetzt den Boden in den Varoma einsetzen und den Mixtopf auswaschen. Anschließend Wasser in den Mixtopf hineingeben, Varoma wieder aufsetzen und das Omelett 20 Min. auf Stufe 1 garen lassen.
6. Anschließend Varoma absetzen und das Omelett mit dem Backpapier

herausnehmen.

7. Als Letztes Salz, Pfeffer, Essig und Öl separat zu einer Marinade anrühren, den gewaschenen Vogerlsalat zugeben und unterheben. Das Omelett mit dem Salat servieren.

GEMÜSE-OMELETTE MIT MOZZARELLA

Nährwerte pro Portion: 320 kcal, 8,5 g Kohlenhydrate, 20 g Fett, 24 g Eiweiß

Zutaten für 2 Portionen:

100 g Möhren, in Stücken
80 g Minitomaten
15 g frisches Basilikum
15 g Tomatenmark
4 Eier
50 g Milch
1 Prise Salz
70 g Mozzarella, geschnitten
60 g Zucchini, geschnitten
0,5 l Wasser
frisch gemahlener Pfeffer

Zubereitung:

1. Die gesamten Möhren, ca. 50 g von den Tomaten, Basilikum, Salz und Pfeffer im Mixtopf 3 Sek. auf Stufe 7 zerkleinern, kurz absetzen und noch einmal 3 Sek. auf Stufe 7 zerkleinern. Die restlichen Minitomaten halbieren.
2. Anschießend Eier, Milch und Tomatenmark hinzugeben und 10 Sek. auf Stufe 4 vermengen.
3. Backpapier so schneiden, dass die Eimasse nicht durch die Schlitze laufen kann, etwas feucht machen und in den Varoma®-Einlegeboden einwiegen.
4. Die Masse auf das Backpapier geben und den Mozzarella in kleinen Stücken darauflegen. Die halbierten Minitomaten und die Zucchinischeiben gleichmäßig verteilen.
5. Nun das Wasser in den Mixtopf hineingeben und den Varoma® aufsetzen. Alles dann 20 Min. auf Stufe 1 garen.

GUTEN-MORGEN-WAFFELN

Nährwerte pro Portion: 1228 kJ / 293 kcal, 36 g Kohlenhydrate, 10 g Fett, 11 g Eiweiß

Zutaten für 3-4 Portionen:

100 g halbierte Cocktailtomaten
1 Paprika, rot
1 Lauchzwiebel in Scheiben
2 Stängel abgezupftes Basilikum
25 g gemischte Kräuter, TK oder frisch abgezupft
60 g Joghurt
30 ml entrahmte Milch
1 Ei
15 g Margarine
80 g Weizenmehl oder Dinkel-Vollkornmehl
½ TL Backpulver
1 Prise Salz
0,25 TL Muskat
5 g Pflanzenöl zum Backen
Pfeffer zum Abschmecken
5 g Crema di Balsamico

Zubereitung:

1. Ein Waffeleisen vorheizen. Tomaten, Paprika, Lauchzwiebeln und das Basilikum in einer separaten Schüssel vermengen.
2. Kräuter, Milch und Joghurt im Mixtopf 10 Sek. auf Stufe 10 vermengen und die Reste an den Wänden nach unten schieben.
3. Danach Ei, Butter und Salz hinzugeben und nochmals 10 Sek. auf Stufe 4 verrühren.
4. Die restlichen Mehle und Gewürze hinzufügen und 10 Sek. auf Stufe 3 glattrühren.
5. Aus dem Teig nacheinander mit etwas Öl die Waffeln backen. Das vorgefertigte Gemüse mit dem Basilikum auf den Waffeln verteilen und noch warm servieren.

JOGHURTVULKAN

Nährwerte pro Portion: 2097 kJ / 501 kcal, 36 g Kohlenhydrate, 36 g Fett, 7 g Eiweiß

Zutaten für eine Portion:

1000 g Joghurt
200 g Zucker
20 g ggf. selbst gemachter Vanillezucker
800 g Sahne

Zubereitung:

1. Joghurt mit beiden Zuckerarten im Mixtopf 30 Sek. auf Stufe 4 vermischen und in ein anderes Gefäß umfüllen. Danach den Rühraufsatz einsetzen. Mit diesem die Sahne im Mixtopf solange schlagen, bis die gewünschte Festigkeit erreicht ist. Hier eignet sich Stufe 3.
2. Gleich danach den Rühraufsatz entfernen und die fertige Sahne unter die Joghurtmischung heben. Lege ein Geschirrtuch in ein Sieb und hänge das Ganze über eine große Schüssel. Das Ganze umfüllen und 12 Stunden im Kühlschrank abkühlen und abtropfen lassen.

Tipp: Zum Garnieren eignet sich super eine selbst gemachte Fruchtsoße oder ein Fruchtmus. Hierzu einfach die gewünschten Obstsorten in einem großen Topf erwärmen und ständig umrühren. Fertig ist eine supergesunde Fruchtsoße ohne künstliche Zusätze!

KNUSPER-GRANOLA

Nährwerte pro Portion: 2154 kJ / 514 kcal, 56 g Kohlenhydrate, 23 g Fett, 14 g Eiweiß

Zutaten für 2 Portionen:

100 g Walnusskerne oder andere Nüsse
250 g kernige Haferflocken
100 g Dinkelflocken
50 g Buchweizenflocken oder Quinoaflocken
40 g Kokosraspeln
40 g Sonnenblumenkerne
10 g Leinsamen oder Sesam
200 g Ahornsirup oder Agavendicksaft
40 g Kokosöl
1 TL Zimt
1 TL Ingwer in Pulverform
1 Msp. Salz

Zubereitung:

1. Als Erstes den Backofen auf 160 °C vorheizen und ein Backblech mit Backpapier auslegen.
2. Anschließend die Nüsse im Mixtopf 2 Sek. auf Stufe 6 zermürben und in ein separates Gefäß umfüllen.
3. Hafer-, Dinkel-, Buchweizenflocken, Amaranth, Kürbis-, Sonnenblumenkerne und Leinsamen ebenfalls vermischen und kurz zur Seite stellen. Dann geht es los mit den flüssigen Zutaten: Ahornsirup, Kokosöl, Ingwerpulver und Zimt im Mixtopf 3 Min. bei 100 °C auf Stufe 2 erhitzen, in die Schüssel der Nüsse hinzugeben und mit einem Löffel gut vermischen. Danach ebenfalls die zweite Mischung unterheben. Die fertige Granola-Mischung gleichmäßig auf einem Backblech verteilen und 25-30 Minuten im unteren Drittel des Backofens backen. Wichtig dabei ist, alle 5-10 Minuten mit einem Kochlöffel die Mischung umzurühren, damit die Haferflocken nicht

anbrennen.
4. Das fertige Granola abkühlen lassen. Schmeckt sehr gut zu Joghurt und Fruchtmus!

Tipp: Wenn du die doppelte oder dreifache Menge machst, kannst du das Granola in einem großen Gefäß aufbewahren, somit gelingt dir ein schnelles und vor allem langlebiges Frühstück!

KLASSISCHES MÜSLI

Nährwerte pro Portion: 1565 kJ / 373 kcal, 68g Kohlenhydrate, 5g Fett, 11g Eiweiß

Zutaten für 2 Portionen:

1 Apfel in 4 Stücken
2 getrocknete Aprikosen
1 Handvoll Rosinen (optional)
1 TL Sonnenblumenkerne
1 TL Leinsamen
30 g Kokosflocken oder andere Flocken nach Wahl
150 g Joghurt

Zubereitung:

1. Zuerst den Apfel und die Aprikosen im Mixtopf 3 Sek. auf Stufe 5 zermürben.
2. Dann alle übrigen Zutaten unter die Masse mischen und 3 Sek. auf Stufe 3 verrühren. Mit frischem Obst oder Fruchtsoße servieren und genießen!

Tipp: Auch hier eignet es sich hervorragend, mehr Menge zu produzieren, um für mehrere Tage vorzukochen.

SMOOTHIE-BOWL MIT KOKOSFLOCKEN

Nährwerte pro Portion: 1729 kJ / 413 kcal, 56 g Kohlenhydrate, 10 g Fett, 13 g Eiweiß

Zutaten für 2 Portionen:

1 gestückelte Banane
1 reife Mango
150 g frische Ananas
150 g Eiswürfel oder Crushed Eis
40 g Dinkelflocken
50 g Himbeeren oder Heidelbeeren
2 EL Müsli nach Wahl
2 EL Kokosflocken

Zubereitung:

1. Das Obst, die Dinkelflocken und das Eis in den Mixtopf schütten und 1 Min. auf Stufe 10 schaumig pürieren. Beeren außen vor lassen.
2. Den Smoothie in gewünschte Schalen verteilen und mit den Beeren, den restlichen Ananasstücken, dem Müsli und den Kokosflocken schön garnieren.

Tipp: Hier kann man wieder für die Kleinsten schöne Muster oder Gesichter mit der Deko formen – da schmeckt die Süßspeise gleich viel besser und ist eine gute Alternative zu herkömmlichen Süßigkeiten.

ACAI-SMOOTHIE-SCHALE

Nährwerte pro Portion: 1495 kJ / 357 kcal, 34 g Kohlenhydrate, 16,5 g Fett, 9 g Eiweiß

Zutaten für 2 Portionen:

30 g Cashewkerne
150 g TK-Himbeeren oder Heidelbeeren
40 g Pflanzenmilch, z. B. Mandelmilch
2 EL Acai-Pulver (ist in Naturkostläden oder Reformhäusern erhältlich)
2 getrocknete Datteln
1 ½ Bananen
1 TL Honig oder Agavendicksaft
1 EL Chiasamen
2 EL Goji-Beeren

Zubereitung:

1. Cashewkerne in den Mixtopf geben, 3 Sek. auf Stufe 6 zermürben und beiseitestellen.
2. Nun gefrorene Beeren im Mixtopf 10 Sek. auf Stufe 8 schreddern und nach unten schieben.
3. Pflanzenmilch, Acai-Pulver, Datteln, eine Banane und den Honig zugeben und 10 Sek. auf Stufe 7 anrühren, bis ein schöner Brei entsteht. Bei Bedarf noch etwas Mandelmilch zugeben und nochmals 10 Sek. auf Stufe 8 vermengen.
4. Restliche Banane klein schneiden und den Smoothie in eine Schüssel füllen. Mit zerkleinerten Cashews, Chiasamen, Goji-Beeren und Bananenscheibchen garnieren und servieren.

KÄSE-GEMÜSE-MUFFINS

Nährwerte pro Stück: 1070 kJ / 256 kcal, 20 g Kohlenhydrate, 16 g Fett, 8 g Eiweiß

Zutaten für 8 Stück:

100 g Pflanzenöl
60 g Bergkäse, gestückelt
100 g Karotten, gestückelt
70 g Haselnüsse
100 ml Pflanzenöl
2 Eier
190 ml Milch
250 g Mehl
2 TL Backpulver
Cayenne-Pfeffer nach Belieben
250 g Erbsen
1,5 TL Salz

Zubereitung:

1. Als Erstes den Backofen auf 180 °C vorheizen und ein Muffinblech einfetten. Dann den Käse im Mixtopf 3 Sek. auf Stufe 8 zerkleinern. Karotten und Haselnüsse hinzufügen und 5 Sek. auf Stufe 5 zermürben. Anschließend Öl, Milch und Eier hinzugeben und 8 Sek. auf Stufe 3 vermischen.
2. Jetzt Mehl, Salz, Backpulver und Cayenne-Pfeffer hinzugeben und 10 Sek. auf Stufe 5 verrühren.
3. Nun Erbsen hinzugeben und auf Stufe 2 unterrühren, in die Muffinform geben, 20 Minuten backen und warm servieren.

Tipp: Diese Speise eignet sich perfekt für den Snack zwischendurch, beispielsweise für den Pausensnack der Kinder in der Schule oder auch für die Arbeit zwischendurch. Kann gut am Abend zuvor vorbereitet werden.

Mittagessen

In unserer Vorstellung gibt es wohl nichts Schöneres, als durch angesagte Kochbücher zu blättern, die besten Rezepte für den Tag heraus zu suchen und entspannt die entsprechenden Zutaten einzukaufen. Aber da wir alle den Alltag viel zu gut kennen, werde ich uns alle wieder auf den Boden der Tatsachen zurückholen und darauf hinweisen, dass die entspannte Zeit im Alltag sehr begrenzt ist. Was jedoch nicht begrenzt ist, ist die Möglichkeit, trotzdem etwas Gesundes auf den Tisch zu zaubern. Die nachfolgenden Rezepte sind wieder gut geeignet zum Vorkochen und Einfrieren, damit möglichst oft gesunde und ausgewogene Gerichte die Chance auf einen Platz auf dem Küchentisch ergattern. Mithilfe des Küchenfreundes gelingen diese Rezepte auch im Handumdrehen und man hat trotzdem noch Zeit für die Familie. Also dann – gutes Gelingen und viel Spaß!

Expressrezepte

BLUMENKOHLCURRY MIT REIS

Nährwerte pro Portion: 230 kcal, 28 g Kohlenhydrate, 9 g Fett, 8,5 g Eiweiß

Zutaten für 4 Portionen:

1 l Gemüsebrühe
600 g Blumenkohlröschen
100 g Karotten
2 Knoblauchzehen
1 Stückchen frischer Ingwer
1 getrocknete Chili, frisch
1 rote Zwiebel
jeweils 1 TL Koriander-, Kurkuma- und Kreuzkümmelpulver
2 Lauchzwiebeln, in Ringe geschnitten
30 ml Olivenöl
250 g Reis
400 ml Kokosmilch
100 g Erbsen
Limettensaft
1 TL Garam Masala
Pfeffer und Salz zum Würzen

Zubereitung:

1. Zunächst die Brühe in den Mixtopf füllen, Blumenkohl in den Varoma® hineinlegen, Varoma auf den Mixtopf setzen und 25 Min. auf Stufe 2 garen lassen.
2. Danach den Varoma beiseitestellen, die Brühe separat umfüllen und den Blumenkohl warmhalten. Ingwer, Chilischote und Knoblauch jeweils schälen und klein schneiden. Anschließend in den Mixtopf geben und ca. 5 Sek. auf Stufe 5 vermengen.
3. Danach Olivenöl, Garam Masala, Koriander, Kreuzkümmel und Kurkuma hinzugeben und 3 Min. auf Stufe 2 andünsten.
4. Nun die Lauchringe und die gewürfelten Karotten hinzugeben und weitere 3 Min. auf Stufe 2 erwärmen.
5. Reis in den Garkorb geben und ein wenig salzen. Ebenso die

Kokoscreme und 600 g der Brühe dazu gießen, dann 20 Min. bei 100 °C auf Stufe 2 garen lassen. Reis anschließend in eine separate Schüssel geben.

6. Die Erbsen zum fertigen Curry hinzugeben und 2 Min. bei 100 °C auf Stufe 1 unterrühren. Anschließend die Blumenkohlröschen in eine extra Schüssel geben, mit Limettensaft und Salz abschmecken und zusammen mit dem Reis servieren.

REGENBOGENEINTOPF MIT KARTOFFELN

Nährwerte pro Portion: 141 kcal, 16 g Kohlenhydrate, 6 g Fett, 6 g Eiweiß

Zutaten für 4 Portionen:

2 Zwiebeln
1 Knoblauchzehe
2 EL Raps- oder Kokosöl
800 ml Wasser
2 TL gekörnte Gemüsebrühe
150 g gewürfelte Kartoffeln
100 g Zucchini, in dünnen Scheiben
150 g Karotten, in Scheiben
200 g Brechbohnen
150 g Erbsen
150 g Brokkoli, in Röschen
½ TL Tomatenmark
1 TL Salz
1 TL frisch gemahlener schwarzer Pfeffer
Kräuter nach Belieben

Zubereitung:

1. Zunächst Schweinegeschnetzeltes trocken tupfen und mit ca. 20 ml Olivenöl im Mixtöpfchen 3 Min. dünsten. Anschließend separat umfüllen.
2. 10 g Olivenöl, Zwiebeln, die Paprikaschoten und Champignons zugeben und 3 Min. bei 100 °C auf Sanftrührstufe andünsten.
3. Nun mit Pfeffer, Salz, Paprikapulver und Zucker würzen. Dosentomaten zugeben und 12 Min. bei 100 °C Linkslauf aufkochen lassen. In dieser Zeit den Schmand mit dem Schnittlauch glattrühren. Anschließend das Fleisch in den Mixtopf hineingeben und 3 Min. bei 100 °C auf Sanftrührstufe garen. Alles abschmecken und in einem

Serviertopf mit Schnittlauch-Schmand servieren.

Tipp: Hier eignet sich Brot als Beilage hervorragend. Probiere doch einmal, anstatt Weißbrot ein dunkles Vollkornbrot zu nehmen. Es sättigt schneller und es sind weniger „leere“ Kalorien darin versteckt.

DIY-CEVAPCICI MIT GEMÜSEREIS

Nährwerte pro Portion: 707 kcal, 69 g Kohlenhydrate, 31 g Fett, 37 g Eiweiß

Zutaten für 4 Portionen:

2 Schalotten
120 g Ajvar
2 Knoblauchzehen
500 g Hackfleisch
100 g Feta
1 Prise Salz
1 Prise frischer Pfeffer
30 ml Olivenöl
300 g Paprika, gewürfelt
300 g Zucchini, gewürfelt
3 TL Tomatenmark
300 g Reis
1 l Wasser

Zubereitung:

1. Zunächst die Zwiebeln halbieren und gemeinsam mit dem Knoblauch im Mixtopf 5 Sek. auf Stufe 5 schreddern. Nun die Hälfte beiseitestellen. Den Rühraufsatz aufsetzen und Hackfleisch, 50 g Ajvar, Feta, 1 TL Salz und eine Prise Pfeffer hineingeben. Alles 10 Sek. auf Stufe 4 vermengen. Aus der Masse ca. 16 Röllchen formen. Die Cevapcici auf dem Einlegeboden verteilen und zur Seite stellen.
2. Den restlichen Zwiebelmix mit nochmals ca. 20 g Olivenöl im Mixtopf 2 Min. auf Stufe 1 andünsten und die Gemüsewürfel mit etwas Salz hinzufügen. Alles 7 Min. auf Stufe 1 dünsten. Gemüse anschließend separat umfüllen.
3. Nun Wasser mit Salz, dem restliche Olivenöl und 2 TL Tomatenmark in den Mixtopf hineingeben. Garkorb einsetzen, Reis dort einwiegen und alles 20 Min. auf Stufe 1 köcheln lassen.
4. Nun den Garkorb entfernen und 50 ml des Kochwassers auffangen. Dieses Wasser zusammen mit Reis, Gemüse, Pfeffer, Ajvar und dem

restlichen Tomatenmark 10 Sek. auf Stufe 1 vermengen. Alles zusammen auf schönen Tellern servieren und genießen.

Tipp: Da die empfohlene Menge an Gemüse und Obst min. 5-mal am Tag vorgibt, eignet sich bei diesem Rezept super ein Salat als Beilage oder ein Obstsalat als Nachspeise!

SCHNITZELTOPF MIT GEMÜSE

Nährwerte pro Portion: 844 kcal, 34 g Kohlenhydrate, 63 g Fett, 37 g Eiweiß

Zutaten für 2 Portionen:

300 g Schweinegeschnetzeltes
2 rote Zwiebeln, in Ringen
30 g Olivenöl
½ rote und ½ grüne Paprikaschote, in mundgerechten Stücken
150 g braune Champignons, halbiert
1 Prise Salz
jeweils 1 Prise Pfeffer und Paprikapulver, süß
1 Dose gewürzte, stückige Tomaten
150 g Schmand
3 EL Schnittlauchröllchen

Zubereitung:

1. Zwiebeln halbieren und zusammen mit der Knoblauchzehe im Mixtopf 5 Sek. auf Stufe 5 zerkleinern. Das Öl hinzugeben und alles 3 Min. bei 120 °C auf Stufe 1 andünsten.
2. Nun Wasser, Brühepulver, Kartoffelwürfel, Zucchinischeiben, das restliche Gemüse, das Tomatenmark sowie Pfeffer und Salz in den Mixtopf geben und alles ein wenig verrühren. 20 Min. bei 90 °C Linkslauf auf Stufe 1 garen.
3. In einer Suppenschüssel servieren und mit Kräutern bestreuen.

HÜHNERRAGOUT

Nährwerte pro Portion: 634 kcal, 66 g Kohlenhydrate, 22 g Fett, 39 g Eiweiß

Zutaten für 4 Portionen:

1200 ml Wasser
100 g Sahne
250 g Reis
jeweils 100 g Karotten und Champignons, gewürfelt
80 g Spargel in Stücken
500 g Hähnchenbrustfilet in Streifen
100 g TK +-Erbsen
jeweils 60 g Butter und Mehl
2 TL gekörnte Brühe
½ TL mittelscharfer Senf
1 EL Zitronensaft
Salz und Pfeffer
gehackte Kräuter nach Wahl

Zubereitung:

1. Zunächst Wasser mit etwas Salz in den Mixtopf geben und den Reis in den Garkorb einwiegen. Anschließend Karotten, Erbsen, Champignons und Spargel im Varoma® und das Fleisch auf dem Einlegeboden gut verteilen.
2. Nachdem der Varoma aufgesetzt wurde, alles 30 Min. auf Stufe 1 garen lassen. Nach dieser Zeit Varoma entfernen und alle Zutaten warm stellen. Den Mixtopf leeren und den Garsud auffangen.
3. Nun die Butter im Mixtopf 2 Min. bei 100 °C auf Stufe 1 schmelzen lassen, anschließend das Mehl hinzufügen, 2 Min. bei 100 °C auf Stufe 2 anrühren und mit dem Garsud kurz ablöschen.
4. Gemüsebrühe, Pfeffer, Zitronensaft, Senf, Sahne und Petersilie mit etwas Salz im Mixtopf 1 Min. bei 100 °C auf Stufe 1 vermengen. Fleisch und Gemüse ebenfalls im Mixtöpfchen kurz vermengen.
5. Das fertige Ragout mit dem Reis servieren. Es passen verschiedene

Kräuter als Deko dazu.

KÜRBIS-LACHS-SCHALE MIT COUSCOUS

Nährwerte pro Portion: 583 kcal, 57 g Kohlenhydrate, 41 g Fett, 18 g Eiweiß

Zutaten für 4 Portionen:

350 g Hokkaido-Kürbis in Stücken
1 Knoblauchzehe
Chiliflocken
500 ml Wasser
40 g süß-scharfe Chilisoße
4 Lachsfilets ohne Haut
60 g salzreduzierte Sojasoße
20 g frischer Ingwer, geschält
350 g Brokkoliröschen
1 Prise Salz
2 TL gekörnte Gemüsebrühe
200 g Couscous
400 ml kochendes Wasser
2 TL Stärke
Korianderblätter oder Petersilienblätter

Zubereitung:

1. Als Erstes Ingwer, Knoblauch, Chilisoße und Sojasoße im Mixtopf 5 Sek. auf Stufe 6 zerkleinern. Diese Marinade in eine Schale geben, Lachs darin suhlen und 15 Min. ziehen lassen.
2. Nun Kürbis im Mixtopf 6 Sek. auf Stufe 5 zerkleinern. Den Kürbis im Varoma verteilen und den Rühraufsatz einsetzen. Nun den Brokkoli im Mixtopf 4 Sek. auf Stufe 4 zerkleinern und mit dem Kürbis, Salz und Chiliflocken vermengen und würzen. Lachsstücke jetzt auf dem Einlegeboden des Varoma verteilen, Marinade zur Seite stellen und alles gut verschließen.
3. Gekörnte Gemüsebrühe mit 0,5 l Wasser in den Mixtopf füllen. Varoma® mit dem Lachs aufsetzen und 20 Min. auf Stufe 1 garen lassen. Couscous in einer Schüssel mit kochendem Wasser übergießen,

salzen und 4 Min. quellen lassen.

4. Varoma® abnehmen. Mixtopf leeren und, wenn möglich, die Garflüssigkeit abfangen. 250 ml dieser Flüssigkeit mit der Lachs-Marinade im Mixtopf 5 Min. bei 100 °C auf Stufe 1 aufkochen.

5. Nun noch die Stärke nach Anweisung anrühren, in den Mixtopf hineingeben und 2 Min. bei 100 °C auf Stufe 1 kochen. In dieser Zeit den Couscous unter die Kürbis-Brokkoli-Mischung heben. Alles zusammen schön auf einem Teller anrichten und mit Petersilie oder Koriander garnieren.

FISCHPFLANZERL MIT GURKENSALAT

Nährwerte pro Portion: 400 kcal, 6.8 g Kohlenhydrate, 26.2 g Fett, 31 g Eiweiß

Zutaten für 4 Portionen:

1 Bund Dill
50 g Parmesan im Stück
500 g Lachsfilet in Stücken
1 Ei
140 g Saure Sahne
Salz und Pfeffer
40 ml Rapsöl
2 Salatgurken
1 Prise Zucker
20 ml weißen Balsamicoessig

Zubereitung:

1. Zunächst Dill im Mixtopf 8 Sek. auf Stufe 8 zerkleinern und die Reste nach unten schieben. Parmesan zerbröseln, hinzugeben und noch einmal alles 8 Sek. auf Stufe 8 zerkleinern.
2. Danach den Lachs zugeben und 8 Sek. auf Stufe 4 zerkleinern. Ei, 40 g Saure Sahne, Salz und Pfeffer im Mixtopf 20 Sek. auf Teigstufe kneten. Aus der Masse Pflanzerl formen und beiseitestellen.
3. Gurken hobeln, würzen und durchrühren. Anschließend Öl in einer Pfanne erhitzen und die Fischpflanzerl rundherum gut anbraten.
4. Für das Dressing 100 g Saure Sahne, Zucker und den Balsamicoessig in den Mixtopf geben. 20 Sek. auf Stufe 4 vermengen. Die eventuell entstandene Gurkenflüssigkeit abgießen, das Dressing über die Gurken geben, durchrühren, abschmecken und mit den Fischpflanzerl servieren.

Tipp: Frischer Fisch schmeckt am besten und enthält die meisten Nährstoffe. Vor allem bei Lachs darauf achten, dass keine wertvollen

Proteine verloren gehen und kein unnötiges Fett zu sich genommen wird. Daher empfiehlt es sich, stets darauf zu achten, keinen Zuchtlachs zu kaufen, denn Zuchtlachs ist ziemlich proteinverdünnt. Zucht- und Wildlachs enthalten zwar circa die gleiche Menge an Eiweiß, jedoch ist Zuchtlachs viel fettiger und liefert somit im Verhältnis zu den Kalorien weniger Protein (Ein Indiz für Zuchtlachs ist eine auffallend weiße Maserung bzw. Fettstreifen, die sich durch das Filet ziehen).

GEFÜLLTE ZUCCHINI MIT SCHAFSKÄSE IN TOMATENSAUCE

Nährwerte pro Portion: 2439 kJ / 581 kcal, 63 g Kohlenhydrate, 23 g Fett, 28 g Eiweiß

Zutaten für 4 Portionen:

Füllung:

2 Zucchini
4 Stängel Rosmarin
50 g Tomaten, getrocknet, in Öl
40 g grüne Paprika, gestückelt
200 g Schafskäse, gestückelt
100 g Gouda oder Emmentaler, gestückelt
jeweils 1 Prise Salz und Pfeffer
Tabasco nach Belieben

Tomatensauce:

1 Würfel Gemüsebrühe für 0,5 l
1200 ml Wasser
35 g Käse, z. B. Gouda
3 Stängel Thymian
Paprikapulver
1 Knoblauchzehe
10 ml Olivenöl
1 Zwiebel
1 Dose stückige Tomaten
20 g Tomatenmark
½ TL Zucker
Salz

Zubereitung:

Füllung:

1. Zunächst beide Zucchini einmal quer und einmal längs halbieren und aushöhlen, sodass ein ca. 1 cm dicker Rand entsteht. Das übrige Zucchini-Fruchtfleisch zusammen mit dem Rosmarin und den getrockneten Tomaten im Mixtopf 15 Sek. auf Stufe 5 zerkleinern und vermischen.
2. Anschließend Paprika, Schafskäse, Käse, Salz, Pfeffer und Tabasco hinzugeben, 10 Sek. auf Stufe 4 zerkleinern und in die ausgehöhlten

Zucchini füllen. Diese im Varoma-Behälter einwiegen und auf dem Boden gut verteilen.

<u>Tomatensauce:</u>

1. Als Nächstes Wasser mit der Brühe in den Mixtopf gießen, Reis im Gareinsatz einwiegen und 24 Min. im Varoma auf Stufe 1 kochen lassen.
2. Danach Varoma absetzen, eine Hälfte der Zucchini mit Käsestreifen belegen, die andere Hälfte mit Paprika und Thymianblättern würzen und alles warm stellen. Ebenso den Gareinsatz entnehmen und Reis warm stellen, Mixtopf ausleeren und Garflüssigkeit auffangen.
3. Nun die Zwiebel zusammen mit dem Knoblauch im Mixtopf 5 Sek. auf Stufe 5 zerkleinern, anschließend Olivenöl hinzugeben und 3 Min. bei 120 °C auf Stufe 1 andünsten.
4. Zum Schluss Dosentomaten, Tomatenmark, 100 ml Garflüssigkeit, Zucker und Salz hinzufügen und 3 Sek. auf Stufe 6 verrühren, dann 5 Min. bei 100 °C auf Stufe 1 köcheln lassen. Alles noch gut würzen und zusammen mit den Zucchini servieren. Dazu passt Reis.

BROTZEITAUFSTRICH MIT SCHINKEN

Nährwerte pro 100g: 6524 kJ / 1561 kcal, 5 g Kohlenhydrate, 128 g Fett, 98 g Eiweiß

Zutaten für 8 Portionen:

150 g Schinken, z. B. Iberico
200 g Frischkäse
130 g Schlagsahne
1 Prise Pfeffer

Zubereitung:

1. Zuerst Schinken im Mixtopf 15 Sek. auf Stufe 8 **schrittweise** zerkleinern und nach unten schieben.
2. Dann Frischkäse, Sahne und ein wenig Pfeffer hinzugeben und alles 15 Sek. auf Stufe 4 vermischen. Fertig!

Tipp: Schmeckt am besten zu Vollkornbrot und eignet sich hervorragend zum Vorkochen. Der Aufstrich hält sich bis zu 1 Woche im Kühlschrank.

GEDÄMPFTE KRÄUTERFORELLE MIT GEMÜSE

Nährwerte pro Portion: 428 kcal, 7 g Kohlenhydrate, 20 g Fett, 56 g Eiweiß

Zutaten für 4 Portionen:

4 Forellen, küchenfertig
1 TL Salz
4 Knoblauchzehen
8 Stiele Petersilie
4 Zweige Rosmarin (alternativ 4 TL getrocknet)
Olivenöl
50 g Zwiebeln, geviertelt
30 g Olivenöl
200 g Lauch in halben Ringen
200 g Kirschtomaten, halbiert
Kräutersalz
1 l Wasser
gehackte Petersilie zum Garnieren
4 Knoblauchzehen, halbiert, zum Garnieren
Dill zum Garnieren

Zubereitung:

1. Forellen in den Varoma® auf Alufolie legen, salzen, mit Knoblauchzehen, Petersilie und Rosmarin füllen und mit Olivenöl bestreichen.
2. Für das Gemüse die Zwiebeln im Mixtopf 5 Sek. auf Stufe 5 zerkleinern. Mit dem Spatel nach unten schieben.
3. 30 g Olivenöl zufügen und die Zwiebeln darin 3 Min. auf Stufe 1 dünsten. Lauch, Tomaten, Salz und Wasser dazugeben, die Forellen im Varoma aufsetzen und 25 Min. auf Stufe 1 kochen lassen.
4. Das Lauchgemüse mit den Tomaten auf Tellern verteilen und die Forellen darauf anrichten. Mit Petersilie, Knoblauch und Dill garniert servieren.

NUDEL-LACHS-AUFLAUF

Nährwerte pro Portion: 659 kcal, 58 g Kohlenhydrate, 30 g Fett, 40 g Eiweiß

Zutaten für 4 Portionen:

300 g Penne oder Fusilli
50 g Parmesan am Stück
300 g Zucchini in Stücken
1 Zwiebel
30 ml natives Olivenöl extra
2 TL gekörnte Gemüsebrühe
250 g Schmand
Abrieb von 1 unbehandelten Zitrone
Salz und Pfeffer
500 g Lachs in Stücken
350 ml Wasser
½ Bund frisches Basilikum

Zubereitung:

1. Zunächst Nudeln nach Anweisung kochen und warm stellen. Danach den Backofen auf 200 °C Ober-/Unterhitze vorheizen.
2. Anschießend Parmesan in den Mixtopf bröseln, 5 Sek. auf Stufe 10 zerkleinern und in eine separate Schüssel umfüllen. Das Basilikum zermürben, zerhacken und ebenso umfüllen.
3. Nun Zwiebel im Mixtopf 5 Sek. auf Stufe 5 zerkleinern. Mit dem Spatel nach unten schieben. Zucchini zugeben und 5 Sek. auf Stufe 5 zerkleinern. Jetzt das Olivenöl hinzufügen, 3 Min. bei 120 °C auf Linkslauf Stufe 1 andünsten und anschließend mit dem Wasser und der Gemüsebrühe ablöschen. Alles 3 Min. bei 100 °C auf Stufe 1 aufkochen lassen. Parmesan, Schmand, Zitronenabrieb, Pfeffer und Salz im Mixtopf 30 Sek. auf Stufe 2 vermengen und die Hälfte des zerkleinerten Basilikums hinzufügen. Alles kurz vermischen.
4. Lachs, Nudeln und Soße in eine eingefettete Auflaufform geben und ca. 25 Min. überbacken.

5. Auf dem fertigen Auflauf die andere Hälfte des Basilikums verteilen und servieren.

Tipp: Hier passt super ein Salat dazu, um die empfohlene Menge an täglichem Gemüse zu decken!

GEFÜLLTES GEMÜSE MIT SCHAFSKÄSE

Nährwerte pro Portion: 509 kcal, 15 g Kohlenhydrate, 25 g Fett, 39 g Eiweiß

Zutaten für 4 Portionen:

1 Aubergine
2 Fleischtomaten
1 gelbe Paprika
2 runde Zucchini
Gewürze nach Bedarf
1 rote Zwiebel
50 g getrocknete Tomaten in Öl
1 Knoblauchzehe
2 Stiele Petersilie
1 Zweig Rosmarin
50 g Käse, gewürfelt (z. B. Emmentaler oder Gouda)
1 Eigelb
60 g schwarze Oliven ohne Stein
250 g Schafskäse
20 g Ajvar
80 g Walnusskerne
120 g Ricotta
600 ml Wasser

Zubereitung:

1. Als Erstes Aubergine und Paprika halbieren und schneiden. Von den Tomaten und Zucchini jeweils das obere Viertel abschneiden und den unteren Teil ebenfalls aushöhlen. Das Gemüse innen würzen.
2. Zwiebel, getrocknete Tomaten, Knoblauch, Rosmarinnadeln, Petersilienblätter, Käse und Walnüsse im Mixtopf 10 Sek. auf Stufe 7 zerkleinern. Mit dem Spatel nach unten schieben.
3. Oliven, 200 g Schafskäse, Ajvar, Ricotta, Eigelb und Gewürze zufügen. 10 Sek. auf Stufe 5 verrühren und die Masse in das Gemüse füllen. Den restlichen Schafskäse über die Füllung geben, Gemüse im Varoma verteilen und gut verschließen.
4. Nun das Wasser mit den Gewürzen in den Mixtopf geben und das

Gemüse im Varoma 35 Min. auf Stufe 1 garen.

5. Das fertige Gemüse mit Rosmarin garnieren und servieren.

BLUMENKOHL MIT HACKFÜLLUNG

Nährwerte pro Portion: 731 kcal, 44 g Kohlenhydrate, 43 g Fett, 37 g Eiweiß

Zutaten für 4 Portionen:

1 Blumenkohl
80 g Parmesan am Stück
30 g gesalzene Tortillas
1 Bund Petersilie
400 g gemischtes Hackfleisch
1 altbackenes Brötchen, eingeweicht und gut ausgedrückt
1 TL mittelscharfer Senf
1 rote Zwiebel
1 Ei
½ TL getrockneter Oregano
Salz und Pfeffer
20 ml Olivenöl
150 g Sahne
750 ml Wasser
½ TL gekörnte Gemüsebrühe
700 g Kartoffeln, gewürfelt
3 TL Stärke

Zubereitung:

1. Parmesan zerbröseln, 10 Sek. auf Stufe 10 im Mixtopf zerkleinern und umfüllen. Das Gleiche mit den Tortillas machen und ebenfalls umfüllen.
2. Die Zwiebel und ein Viertel der Petersilie im leeren Mixtopf 6 Sek. auf Stufe 6 zermürben und nach unten schieben. Nun Hackfleisch, Brötchen, Ei, Oregano, Senf, Salz und Pfeffer hinzugeben und 1 Min. auf Teigmodus verkneten.
3. Den Strunk vom Blumenkohl so entfernen, dass er nicht auseinanderfällt. Nun ungefähr die Hälfte dieser Masse in den Blumenkohl geben und vorsichtig hineindrücken, sodass sie sich zwischen den Röschen verteilt. Die restliche Masse zu Bällchen formen. Blumenkohl und die Bällchen in den Varoma legen, salzen, mit Olivenöl beträufeln und Varoma® wieder gut verschließen.

4. Wasser und gekörnte Gemüsebrühe in den wieder leeren Mixtopf geben, Kartoffeln in den Garkorb einlegen. Nun Varoma aufsetzen und 35 Min. auf Stufe 1 garen lassen.
5. Varoma® abnehmen, zur Seite stellen und die Kartoffeln aus dem Garkörbchen herausholen. Alles warm halten.
6. Die Flüssigkeit abgießen, jedoch ca. 150 g übrig lassenübrig lassen. Sahne und Stärke dort hinzugeben und 5 Min. bei 100 °C auf Stufe 2 kochen. Alles gemeinsam auf einem Teller servieren.

GEMÜSETOPF MIT FETA UND REIS

Nährwerte pro Portion: 2169 kJ / 517 kcal, 71 g Kohlenhydrate, 16 g Fett, 20 g Eiweiß

Zutaten für 4 Portionen:

2 Zwiebeln
1 Knoblauchzehe
1 Dose geschälte Tomaten
350 ml Wasser
1 Würfel Gemüsebrühe für 0,5 l
300 g Reis
1 rote Paprika, in Streifen
1 gelbe Paprika, in Streifen
1 Zucchini, in Scheiben
2 TL italienische Kräuter, getrocknet
250 g Schafskäse, gewürfelt
½ TL Zucker
jeweils 1 EL Balsamico und Olivenöl
Tabasco (optional)

Zubereitung:

1. Zunächst eine Zwiebel halbieren und zusammen mit dem Knoblauch im Mixtopf 3 Sek. auf Stufe 6 zerkleinern. Anschließend Tomaten, Wasser und Brühe hinzugeben und 3 Sek. auf Stufe 5 vermischen.
2. Nun den Reis im Gareinsatz einwiegen. Varoma-Behälter aufsetzen, beide Paprika, Zucchinischeiben und eine geachtelte Zwiebel in den Varoma-Behälter dazu legen und mit den getrockneten Kräutern würzen. Dann verschließen und 22 Min. auf Stufe 1 kochen lassen.
3. Nach dieser Zeit den Varoma vorsichtig öffnen, Fetawürfel über das Gemüse verteilen, Varoma wieder verschließen und nochmals 3 Min. auf Stufe 1 köcheln.
4. Wenn alles fertig ist, Varoma zur Seite stellen.
5. Als Letztes Zucker, Balsamico, Öl und Tabasco (nach Belieben) in den Mixtopf hinzugeben, alles 10 Sek. auf Stufe 6 langsam pürieren und würzen. Alles umfüllen und zu Gemüse und Reis servieren.

BOHNENSCHNITZEL MIT EI UND SCHNITTLAUCHSOSSE

Nährwerte pro Portion: 2645 kJ / 632 kcal, 32 g Kohlenhydrate, 47 g Fett, 17 g Eiweiß

Zutaten für 4 Portionen:

50 g rote Zwiebeln
50 g Staudensellerie, gestückelt
50 g Fenchelknollen, gestückelt
50 g Champignons
2 Zweige Thymian
50 g Butter
350 ml Wasser
500 g grüne Bohnen
6 Eier
1 Würfel Gemüsebrühe
½ TL Salz
120 g Mehl
100 g Paniermehl
5 EL Butterschmalz zum Braten
etwas Pfeffer
200 g Sahne
1 Bund Schnittlauch

Zubereitung:

1. Zuerst Schalotten, Staudensellerie, Fenchelknolle, Champignons, Thymianblättchen und Butter im Mixtopf 4 Sek. auf Stufe 4.5 zerkleinern und vermengen.
2. Danach Wasser und aufgelöste Gemüsebrühe hinzugeben, Varoma-Behälter aufsetzen, die Bohnen einwiegen, Varoma wieder verschließen und 18 Min. auf Stufe 1 durchgaren lassen. In der Zwischenzeit vier kleine Förmchen oder Tassen einfetten und je 1 Ei hineingeben. Dieses leicht salzen. Die restlichen 2 Eier in einem separaten Gefäß verquirlen, 100 g Mehl in eine zusätzliche, flache Schale geben und Paniermehl in eine weitere flache Schale geben. Es

eignen sich auch tiefe Teller dafür.

3. Anschließend Bohnen aus dem Varoma-Behälter nehmen, Varoma-Behälter wieder aufsetzen und Förmchen mit den Eiern in den Varoma-Behälter stellen. Diese 8 Min. auf Stufe 1 garen lassen. Nun geht es ans Panieren: Die Bohnen im Mehl wenden, durch die Eiermasse ziehen, in Paniermehl wälzen und anschließend in einer heißen Pfanne mit Butterschmalz goldbraun braten.

4. Zeitgleich den Varoma mit den Eiern zur Seite stellen und diesen dabei unbedingt geschlossen lassen. Salz, Pfeffer, 20 g Mehl und Sahne im Mixtopf 15 Sek. auf Stufe 5 verrühren und 2 Min. bei 95° C auf Stufe 1 aufkochen lassen, bis eine cremige Soße entsteht.

5. Die fertige Sauce 25 Sek. auf Stufe 8 schrittweise pürieren.

6. Zuletzt dann die Schnittlauchröllchen hinzugeben, 10 Sek. auf Stufe 3 vermischen, nach Belieben würzen und wieder umfüllen. Fertig! Bohnenschnitzel mit der Soße übergießen, Ei-Förmchen auf den Teller stellen und servieren.

GESCHNETZELTES RINDERFILET

Nährwerte pro Portion: 670 kcal, 84 g Kohlenhydrate, 15 g Fett, 41 g Eiweiß

Zutaten für 4 Portionen:

2 rote Zwiebeln
2 EL Mehl
2 EL Olivenöl
1 EL Butter
2 Stangen Staudensellerie
2 EL Tomatenmark in Bioqualität
400 ml Wasser
2 TL gekörnte Brühe
1 Lorbeerblatt
500 g Rinderfilet, in Streifen geschnitten
Salz und Pfeffer
250 g Karotten
100 ml Rotwein
eine Handvoll Kräuter

Zubereitung:

1. Zunächst die Zwiebeln mit dem Staudensellerie im Mixtopf 5 Sek. auf Stufe 5 zerkleinern. Anschießend Olivenöl und Butter hinzugeben und 3 Min. bei 120 °C auf Stufe 1 dünsten. Mehl und Tomatenmark hinzugeben und 2 Min. bei 120 °C auf Stufe 1 dünsten. Mit Rotwein 3 Min. bei 100 °C auf Stufe 1 ablöschen.
2. Wasser, Brühe, Lorbeerblatt, Fleisch, Salz und Pfeffer hinzugeben und 30 Min. bei 100 °C aufkochen lassen.
3. Jetzt die Karotten in den Mixtopf hinzugeben und 7 Min. bei 90 °C auf Sanftrührstufe erhitzen. Abschließend abschmecken und mit Oregano bestreut servieren. Dazu schmeckt z. B. Reis.

HÄHNCHENGESCHNETZELTES MIT GEMÜSESOSSE

Nährwerte pro Portion: 474 kcal, 25 g Kohlenhydrate, 38 g Fett, 24 g Eiweiß

Zutaten für 4 Portionen:

2 Schalotten
20 ml Olivenöl
1 Knoblauchzehe
½ TL Paprikapulver
30 g Mehl
500 g Gemüse nach Wahl
1200 ml Brühe
250 g Reis
Salz, Pfeffer
1 TL Zucker
500 g Hähnchenbrust
2,5 TL Curry
200 g Schmand
eine Handvoll Kerne, z. B. Cashewkerne

Zubereitung:

1. Als Erstes Hähnchenbrust waschen und in Streifen schneiden. Diese mit Paprika, Salz und Pfeffer würzen und anschließend in den Einlegeboden legen.
2. Gemüse waschen, ggf. schälen und in Stücke schneiden. Den Brokkoli in kleine Röschen zupfen und das ganze Gemüse in den Varoma hineingeben.
3. Nun Knoblauchzehe und Schalotten im Mixtopf 5 Sek. auf Stufe 5 zerkleinern und danach das Öl hinzugeben. Alles 3 Min. bei 120 °C auf Stufe 2 andünsten.
4. Nach dieser Zeit die Brühe in den Mixtopf geben und den Reis in den Garkorb einwiegen. Alles durchrühren, damit alles feucht ist.
5. Varoma® aufsetzen. Gemüse würzen und Einlegeboden mit dem Fleisch aufsetzen. Alles 29 Min. auf Stufe 2 aufkochen lassen.

6. Nach dieser Zeit bis auf 500 g die Garflüssigkeit abgießen, Curry, Salz, Schmand, Zucker, Mehl und Pfeffer hinzufügen und 5 Sek. auf Stufe 5 vermengen. Dann 3 Min. bei 100 °C auf Stufe 3 aufkochen und noch 10 Sek. auf Stufe 10 aufschäumen.

7. In einer Schüssel alles vermengen und anrichten, Cashewkerne darüber geben und zum Schluss den Reis dazu reichen. Fertig!

PILZ-RISOTTO MIT WEIZEN

Nährwerte pro Portion: 1886 kJ / 450 kcal, 62 g Kohlenhydrate, 14 g Fett, 17 g Eiweiß

Zutaten für 6 Portionen:

100 g Parmesan, gestückelt
1 Knoblauchzehe
1 Schalotte
500 g Sonnenweizen
100 ml Weißwein
300 g Pilze, geschnitten
40 ml Öl
900 ml Wasser
1 Würfel Gemüsebrühe für 0,5 l
Salz und Pfeffer

Zubereitung:

1. Zunächst Parmesan im Mixtopf 15 Sek. auf Stufe 10 zerkleinern und in ein separates Gefäß füllen.
2. Danach Zwiebel und Knoblauch in den wieder leeren Mixtopf hineingeben, 3 Sek. auf Stufe 5 zerkleinern und nach unten schieben. Anschließend das Öl hinzugeben und 3 Min. bei 120 °C auf Stufe 1 andünsten.
3. Nun Sonnenweizen und Weißwein hinzugeben und 3 Min. bei 120 °C auf Stufe 1 andünsten. Ab und zu umrühren, damit der Weizen nicht unten kleben bleibt.
4. Pilze, Wasser, Brühe, Salz und Pfeffer ebenso hinzufügen, 15 Min. bei 90 °C auf Stufe 1 fertig garen, anschließend 5 Minuten im zugedeckten Topf quellen lassen.
5. Zum Schluss den zerkleinerten Parmesan kurz unterrühren und das fertige Risotto servieren.

BROKKOLI-WOK MIT RINDFLEISCHSTREIFEN

Nährwerte pro Portion: 1915 kJ / 457 kcal, 60 g Kohlenhydrate, 13 g Fett, 25 g Eiweiß

Zutaten für 6 Portionen:

450 g Rinderfiletsteaks
2 Lauchzwiebeln
2 Knoblauchzehen
50 g Sojasauce
50 g Rohrohrzucker
20 ml Sesamöl
350 g Reis
1700 ml Wasser
2 TL Salz
300 g Brokkoli, ohne Stängel
250 g Schalotten
50 g Rotkraut
20 g frischer Ingwer, in Scheiben
1 rote Chilischote, frisch
80 g Karotten, gestückelt
100 g Grünkohl, gestückelt
30 ml Rapsöl oder Olivenöl
80 g frische Pilze, geschnitten

Zubereitung:

1. Zunächst ein Stück Alufolie (40 cm) auf die Arbeitsfläche legen und ein Stück Backpapier darauf geben. Rinderfiletsteaks längs ein- bis zweimal durchschneiden und auf das Backpapier legen.
2. Nun Frühlingszwiebeln mit dem Knoblauch im Mixtopf 5 Sek. auf Stufe 5 zerkleinern und nach unten schieben. Anschließend Sojasauce, Zucker und Sesamöl hinzugeben und 10 Sek. auf Stufe 3 vermischen. Die fertige Marinade auf den Rinderfilets verteilen und mit einem Pinsel verstreichen. Rinderfilet mit Alufolie und Backpapier einpacken, in den Varoma-Behälter geben und kühl stellen.
3. Jetzt den Gareinsatz einhängen, Reis hineinwiegen und 500 ml Wasser eingießen. Danach 10 Sek. auf Stufe 7 einstellen, um den Reis zu waschen. Gareinsatz entfernen und den Mixtopf gut auswaschen.

4. 1200 ml Wasser und 2 TL Salz in den leeren Mixtopf geben, Gareinsatz mit gewaschenem Reis einhängen und Varoma-Behälter mit Rindfleisch aufsetzen. Gleich darauf Varoma-Einlegeboden einsetzen und den Brokkoli hineinlegen. Alles gut verschließen und 18 Min. auf Stufe 3 garen lassen. In der Zwischenzeit Schalotten und Rotkraut fein schneiden. Backofen auf 80 °C vorheizen und eine Schüssel für den Reis und eine geeignete Auflaufform in den Ofen stellen.

5. Jetzt den Varoma abnehmen und Gareinsatz entfernen. Varoma wieder aufsetzen und 5 Min. auf Stufe 1 garen. In dieser Zeit den gegarten Reis in die vorgewärmte Schüssel füllen, warm stellen und den Mixtopf wieder ausspülen.

6. Nun Ingwer und Chili im Mixtopf 5 Sek. auf Stufe 7 zerkleinern und nach unten schieben, anschließend Karotten hinzugeben und alles noch einmal 5 Sek. auf Stufe 5 vermengen.

7. Rotkraut, Schalotten, Grünkohl und das Öl hinzugeben. Alles 5 Min. bei 120 °C auf Stufe 2 dünsten. Währenddessen das Fleisch in Scheiben oder Würfel schneiden und in die vorbereitete Auflaufform hineingeben. Ebenso den Brokkoli darüber verteilen und alles warmhalten.

8. Zum Schluss Fleischsaft und Pilze in den Mixtopf hineingeben, kurz mischen und 5 Minuten gehen lassen. Dann in die Auflaufform mit dem Fleisch geben und anschließend mit dem Reis servieren. Fertig!

VEGETARISCHER NUDELAUFLAUF

Nährwerte pro Portion:569 kcal, 64 g Kohlenhydrate, 20 g Fett, 26 g Eiweiß

Zutaten für 4 Portionen:

280 g Nudeln, z. B. Penne
1 Pck. Mozzarella, gewürfelt
250 g Karotten, gewürfelt
1 Zwiebel, halbiert
500 g Zucchini, gewürfelt
20 ml Olivenöl
90 g Parmesan am Stück
800 g stückige Dosentomaten
200 ml Wasser
4 TL gekörnte Brühe
2 TL italienische Kräuter, getrocknet
Salz und Pfeffer
1,5 TL Zucker

Zubereitung:

1. Mozzarella gut abtropfen lassen. Parmesan im Mixtopf 5 Sek. auf Stufe 10 zerkleinern und umfüllen.
2. Anschließend Zwiebel und Karotten in den wieder leeren Mixtopf hineingeben und 7 Sek. auf Stufe 4 zerkleinern. Zucchini zugeben, 4 Sek. auf Stufe 4 zerkleinern und das Öl hinzufügen. Alles 5 Min. bei 100 °C auf Stufe 1 kochen lassen.
3. Tomaten, Wasser, Brühepulver, getrocknete Kräuter, Zucker, Pfeffer und Salz hinzugeben. Alles 10 Min. auf Varoma® Linkslauf Stufe 1 erwärmen und Spritzschutz verwenden.
4. Den Backofen zwischenzeitlich auf 180 °C vorheizen und die rohen Nudeln in eine Auflaufform geben.
5. Die Soße gut mit Pfeffer und Salz würzen, über die Nudeln gießen, mit Mozzarella und Parmesan übersähen und 30 Minuten überbacken.

<u>Tipp</u>: Probiere doch einmal Vollkornnudeln aus – diese sind nahrhafter

und liefern „vollere“ Kalorien als herkömmliche Weizennudeln.

GEMÜSE MIT SCAMPI UND REIS

Nährwerte pro Portion: 389 kcal, 66 g Kohlenhydrate, 2 g Fett, 88 g Eiweiß

Zutaten für 2 Portionen:

500 ml kochendes Wasser
150 g Reis
200 g Scampi
500 g gemischtes Gemüse in mundgerechten Stücken
Salz

Zubereitung:

1. Das heiße Wasser salzen und in den Mixtopf hineinfüllen. Garkorb einhängen. Den Reis einwiegen und kurz verrühren. Scampi und Gemüse auf den Einlegeboden des Varomas legen. Alles gut verschließen und auf den Mixtopf setzen. 20 Min. auf Stufe 2 garen.
2. Gemüse mit dem Reis und den Scampi auf zwei Tellern servieren.

Tipp: Hier kann man nach Belieben wieder eine Handvoll Kräuter beimischen, um die täglichen Bitterstoffe zu sättigen.

GARNELEN-ZITRONEN-SUPPE

Nährwerte pro Portion: 1988 kJ / 478 kcal, 10 g Kohlenhydrate, 34 g Fett, 21 g Eiweiß

Zutaten für 4 Portionen:

4 Stängel Zitronengras
8 Garnelen, roh
2 rote Zwiebeln
30 g Butterschmalz
80 g Tomatenmark
200 g Noilly Prat
250 g Sahne
150 ml Wasser
0,5 l Gemüsebrühe (für je 0,5 l)
Salz und Pfeffer
30 g Butter, kalt
Tabasco nach Belieben

Zubereitung:

1. Als Erstes die äußersten Schichten des Stängels vom Zitronengras entfernen und die Enden abschneiden. Erst einmal zur Seite stellen.
2. Nun Garnelen schälen, waschen und ebenfalls zur Seite stellen. Je 2 Garnelen auf einen Zitronengrasstängel aufspießen, auf dem Varoma-Einlegeboden verteilen und alles verschließen.
3. Jetzt rote Zwiebeln, Zitronengrasschalen und Zitronengrasenden im Mixtopf 3 Sek. auf Stufe 5 zerkleinern. Anschließend Butterschmalz, Tomatenmark und Garnelenschalen hinzugeben und 8 Min. bei 120 °C auf Stufe 1 garen lassen.
4. Danach Noilly Prat hinzugeben, Varoma aufsetzen und 10 Min. auf Stufe 1 aufkochen.
5. Nach dieser Zeit Varoma absetzen und zeitgleich Sahne, Wasser, Brühe, Salz und Pfeffer in den Mixtopf geben, Varoma wieder aufsetzen und nochmals 8 Min. auf Stufe 1 garen lassen.
6. Wenn alles fertig ist, den Inhalt des Mixtopfes durch ein Sieb in eine separate Schüssel umfüllen.

7. Nun passierte Suppe, Butter und Tabasco ebenso in den Mixtopf fügen und alles 20 Sek. auf Stufe 8 aufschäumen und pürieren. Suppe nun würzen und auf 4 Tellern verteilen. Mit den vorbereiteten Garnelenspießen garnieren und warm servieren.

MÖHREN-APFEL-SUPPE

Nährwerte pro Portion: 473 kJ / 114 kcal, 11 g Kohlenhydrate, 6 g Fett, 4 g Eiweiß

Zutaten für 2 Portionen:

1 rote Zwiebel
180 g Möhren, gestückelt
50 g Äpfel, gestückelt
2 EL Sonnenblumenkerne
1 Gemüsesuppenwürfel (für 0,5 l)
Salz
½ TL Kreuzkümmelpulver
400 ml kaltes Wasser
1 TL Essig, hell (optional)

Zubereitung:

1. Zunächst Zwiebel, Karotten, Äpfel und 1 EL Sonnenblumenkerne im Mixtopf 5 Sek. auf Stufe 5 zermürben und nach unten schieben. Anschließend Wasser, Brühe, Salz und Kreuzkümmel hinzugeben und nochmals 10 Min. bei 120 °C auf Stufe 2 kochen lassen. In der Zwischenzeit 1 EL Sonnenblumenkerne in einer Pfanne ohne Fett anbraten.
2. Nun Essig hinzugeben, 1 Min. auf Stufe 8 schrittweise pürieren und nach Belieben würzen. Zusammen mit den gerösteten Sonnenblumenkernen noch warm servieren.

GEMÜSESÜPPCHEN MIT SPECK

Nährwerte pro Portion: 1436 kJ / 343 kcal, 34 g Kohlenhydrate, 16 g Fett, 14 g Eiweiß

Zutaten für 4 Portionen:

400 g Karotten, gestückelt
300 g Staudensellerie, gestückelt
3 Lauchzwiebeln
20 ml Öl
600 g Kartoffeln, in Würfel
900 ml Wasser
2 Gemüsebrühwürfel für 1 l Wasser
2 Lorbeerblätter
1 TL Majoran
Salz und Pfeffer
125 g Speckwürfel
Butter zum Anbraten
100 g Sahne

Zubereitung:

1. Zuerst Karotten, Sellerie und Lauchzwiebeln im Mixtopf 5 Sek. auf Stufe 5 vermengen und nach unten schieben. Anschließend Öl hinzugeben und 3 Min. bei 120 °C auf Stufe 1 andünsten.
2. Nun Kartoffeln, Wasser, Brühe, Lorbeerblätter, Salz und Pfeffer hinzugeben und alles 20 Min. bei 100 °C auf Stufe 1 garen lassen. In der Zwischenzeit die Speckwürfel in einer Pfanne mit etwas Butter oder Öl anbraten und beiseitestellen.
3. Jetzt Lorbeerblätter entfernen, Sahne und Majoran in den Mixtopf geben und **45 Sek. auf Stufe 7 ansteigend** pürieren. Die fertige Suppe nach Belieben würzen und mit den Speckwürfeln garnieren.

SCHWEINEFILET MIT OFENGEMÜSE

Nährwerte pro Portion: 401 kcal, 14 g Kohlenhydrate, 25 g Fett, 30 g Eiweiß

Zutaten für 4 Portionen:

1 Knoblauchzehe
1 Zucchini in Scheiben
20 g Balsamico-Creme
60 ml Olivenöl
Salz und Pfeffer
2 TL Kräuter der Provence, getrocknet
1 TL Paprikapulver
je 1 rote und grüne Paprikaschote in Streifen
150 g Cocktailtomaten
1 rote Zwiebel in Ringen
500 g Schweinefilet
15 g Tomatenmark
5 Lorbeerblätter
4 Stängel Thymian oder Rosmarin
500 ml Wasser
100 g Schmand
30 g Stärke

Zubereitung:

1. Zunächst den Ofen auf 200 °C vorheizen und ein Backblech mit Backpapier auslegen.
2. Nun Knoblauch im Mixtopf 2 Sek. lang auf höchster Stufe zerkleinern. Anschließend 40 g Öl, Balsamico, Tomatenmark, Pfeffer, Salz, getrocknete Kräuter und Paprikapulver hinzufügen und 8 Sek. lang auf Stufe 8 verrühren.
3. Das Gemüse mit der Marinade vermengen und auf dem vorbereiteten Backblech verteilen. Alles ca. 35 Min. backen.
4. Inzwischen das Schweinefilet mit Pfeffer und Salz würzen, das restliche Öl in einer Pfanne erhitzen und das Fleisch darin anbraten. Mit den Lorbeerblättern und den Thymianzweigen belegen, mit

Küchengarn fixieren und in den Varoma füllen.

5. Nun das Wasser in den Mixtopf hineinfüllen, den Varoma® aufsetzen und das Fleisch 25 Min. auf Stufe 1 garen. Nach der Garzeit das Filet in Alufolie wickeln und ruhen lassen. Ungefähr 300 g der Garflüssigkeit auffangen und diese mit Schmand und der Stärke im Mixtopf 5 Sek. auf Stufe 7 vermengen. Nach dieser Zeit 8 Min. bei 120 °C auf Stufe 3 aufkochen lassen. Alles würzen, Garn vom Fleisch entfernen und das fertige Gemüse mit der Soße und dem Fleisch anrichten und servieren.

SCHNITZEL VOM SCHWEIN MIT KOHLRABI KARTOFFEL-GEMÜSE

Nährwerte pro Portion: 340 kcal, 25 g Kohlenhydrate, 7 g Fett, 44 g Eiweiß

Zutaten für 4 Portionen:

500 g Kartoffeln
300 ml Wasser
1 Kohlrabi, gewürfelt
1 Löffel gekörnte Gemüsebrühe
8 halbe Schweineschnitzel
Salz
4 EL Öl
50 g Crème fraîche
1 halber Bund Kerbel
Cayennepfeffer
Ein Spritzer Zitrone

Zubereitung:

1. Kohlrabi, Kartoffeln, Wasser und Brühpulver im Mixtopf 15 Min. bei 120 °C auf Linkslauf Stufe 0,5 garen.
2. Zwischenzeitlich die Schweineschnitzel salzen und Öl in einer beschichteten Pfanne erhitzen. Die Schnitzel jeweils 4 Minuten goldbraun anbraten. Bei mittlerer bis milder Hitze in der Pfanne warmhalten.
3. Creme fraîche und die Hälfte vom Kerbel zum Gemüse geben und 2 Sek. auf Linkslauf Stufe 2 vermengen. Mit Pfeffer, Salz und Zitronensaft würzen. Schnitzen ebenfalls würzen und mit dem Gemüse und dem restlichen Kerbel garnieren und servieren.

KARTOFFEL-SPARGEL-GRATIN

Nährwerte pro Portion: 432 kcal, 44 g Kohlenhydrate, 18 g Fett, 25 g Eiweiß

Zutaten für 4 Portionen:

100 g Käse (Emmentaler oder Gouda) in Stücken
500 ml Wasser
Pfeffer und Salz
750 g Kartoffeln, in Scheiben geschnitten
40 g Butter
20 g Mehl
700 g Spargel, geschält
2 TL gekörnte Gemüsebrühe
½ TL Muskatnuss in Pulverform
150 g Schinkenspeck in Streifen
250 ml Milch

Zubereitung:

1. Zunächst den Käse im Mixtopf 8 Sek. auf Stufe 10 zerkleinern und in ein extra Gefäß umfüllen. Wasser mit etwas Salz würzen und in den Mixtopf einfüllen. Die Kartoffeln im eingesetzten Garkorb einwiegen. Den Spargel im Varoma-Einlegeboden verteilen, gut verschließen und aufsetzen. Alles 18 Min. auf Varoma® Stufe 2 garen.
2. In der Zwischenzeit den Backofen auf 180 °C vorheizen.
3. Den Garkorb aus dem Varoma entfernen und beides zur Seite stellen. Den Mixtopf ausleeren und dabei 200 g der Garflüssigkeit auffangen. Anschließend die Butter im Mixtopf 2 Min. bei 80 °C auf Stufe 2 schmelzen lassen, danach Mehl hinzufügen und 1 Min. bei 100 °C auf Stufe 2 anschwitzen. Dann den aufgefangenen Garsud sowie die Milch zugeben und 4 Min. bei 100 °C auf Stufe 2 aufkochen.
4. Gemüsebrühe-Pulver, Muskatnuss, Pfeffer und 30 g vom Käse hinzufügen und 1 Min. bei 90 °C auf Stufe 2 vermengen. In der Zwischenzeit den Speck in einer Pfanne anbraten und zusammen mit

den Kartoffeln in eine Auflaufform geben, den Spargel darüberlegen und die Soße darauf verteilen. Den restlichen Käse hinzufügen und im Ofen ca. 20 Min. überbacken.

KABELJAU-SPINAT-PASTA

Nährwerte pro Portion: 622 kcal, 60 g Kohlenhydrate, 29 g Fett, 31 g Eiweiß

Zutaten für 4 Portionen:

200 g Kabeljau in Würfeln
40 g Parmesan in Stücken
1 Knoblauchzehe, geschält
20 g Butter
2 rote Zwiebeln, geschält
100 ml Milch
450 ml Wasser
100 g Schmelzkäse
1,5 TL Gemüsebrühe-Pulver
Salz und Pfeffer
100 g Sahne
100 g Blattspinat
350 g Nudeln, z. B. Penne

Zubereitung:

1. Zunächst Parmesan im Mixtopf 10 Sek. lang auf Stufe 10 klein schreddern und in eine separate Schüssel umfüllen. Anschließend die roten Zwiebeln und den Knoblauch hinzufügen und nochmals 5 Sek. vermengen. Die Reste nach unten schieben.
2. Nun Butter hinzugeben und 3 Min. bei 120 °C auf Stufe 1 andünsten.
3. Danach Milch, Wasser, Sahne, Schmelzkäse, Brühe und etwas Salz hinzugeben, dann 5 Min. bei 100 °C auf Stufe 2 kochen.
4. Spinat hinzufügen und weitere 2 Min. bei 100 °C auf Stufe 1 köcheln. Anschließend Nudeln zugeben und bei 100 °C Linkslauf auf Stufe 1 kochen.
5. Als Letztes den Fisch und den Parmesan hinzufügen, kurz unterheben und 3 Min. bei 80 °C auf Stufe 1 erhitzen. Alles nun nochmals nach Belieben würzen und servieren.

GEMÜSE-FISCH-SCHASCHLIK

Nährwerte pro Portion: 1407 kJ / 336 kcal, 8 g Kohlenhydrate, 16 g Fett, 35 g Eiweiß

Zutaten für 4 Portionen:

1 Knoblauchzehe
1 Peperoni, gestückelt
6 EL Olivenöl
150 g Schalotten
1 TL Paprikapulver
1 TL Tomatenmark
1 TL Salz
1 rote Paprika, gestückelt
150 g Zucchini
400 g passierte Tomaten
Currypulver
10 Stängel Koriander oder Petersilie, gehackt
700 g Zanderfilet

Zubereitung:

1. Knoblauch, Zwiebeln und Peperoni in den Mixtopf werfen und 5 Sek. lang auf Stufe 5 zerkleinern und vermengen.
2. 2 Esslöffel Olivenöl hinzufügen und 5 Min. bei 120 °C auf Stufe 1 andünsten.
3. Paprikapulver, Tomatenmark, ½ TL Salz, Paprika und Zucchini zugeben, 6 Sek. auf Stufe 6 vermischen und zerkleinern.
4. Anschließend die passierten Tomaten hinzugeben und 20 Min. bei 100 °C auf Stufe 1 garen lassen. In der Zwischenzeit 4 EL Olivenöl, Salz, Curry, Koriander/Petersilie und Zanderfilet zuerst in einer separaten Schüssel anmachen, danach auf Spieße stecken und auf den Varoma-Einlegeboden geben. Dann den Einlegeboden einsetzen.
5. Nun Varoma einsetzen und 8 Min. im Varoma auf Stufe 1 garen lassen, bis die Spieße fertig sind.
6. Zuletzt die Sauce abschmecken und mit den Fisch-Spießen servieren.

Tipp: Je bunter das Gemüse, desto höher ist die Chance, dass Kinder dieses Essen lieben werden!

RIGATONI IN TOMATENSOSSE MIT BOHNEN-BÄLLCHEN

Nährwerte pro Portion: 783 kcal, 108 g Kohlenhydrate, 30 g Fett, 20 g Eiweiß

Zutaten für 2 Portionen:

200 g Rigatoni
1 Knoblauchzehe
1 halbe Zwiebel
jeweils 4 Stängel Oregano und Thymian
120 g Bohnen aus der Dose
30 g Pinienkerne
120 g Cannellinibohnen
1 Ei
35 g Paniermehl
Salz und Pfeffer
1100 ml Wasser
3-4 EL Olivenöl
2 EL Tomatenmark
250 g Kirschtomaten in Würfeln
100 ml Rotwein
½ TL Gemüsebrühe
Basilikumblätter
1 Prise Zucker

Zubereitung:

1. Zunächst die Pinienkerne in einer Pfanne ohne Fett anbraten.
2. Nun Zwiebeln und Knoblauch im Mixtopf 4 Sek. auf Stufe 7 zermürben. Die Hälfte davon in eine extra Schüssel umfüllen.
3. Die Hälfte der Kräuter sowie die Bohnen und Pinienkerne ebenso dem Mixtopf beifügen und 30 Sek. auf Stufe 4 vermischen. Anschließend Ei, Paniermehl, Salz und drei Prisen Pfeffer zugeben. 10 Sek. auf Stufe 3 anrühren, die Wände des Mixtopfs von Resten befreien und nochmals 10 Sek. auf Stufe 3 verrühren. Die Bohnenmasse zu ca. 10 Bällchen Formen und den Mixtopf säubern.
4. 1 l gesalzenes Wasser in den frischen Mixtopf füllen und 8 Min. bei 100 °C auf Stufe 1 aufkochen lassen. Im Anschluss die Nudeln einfüllen

und je nach Packungsbeilage bei 100 °C auf Stufe 1 garen.

5. In der Zwischenzeit etwas Öl in einer Pfanne erhitzen und die übrigen Zwiebeln mit dem Knoblauch darin andünsten. Tomatenmark hinzufügen und mit Wein ablöschen, dann die Tomaten, den Rest der Kräuter und die Gemüsebrühe hinzugeben. Alles um die 12 Min. köcheln lassen und mit Zucker, Pfeffer und Salz würzen.

6. Bohnen-Bällchen währenddessen in einer Pfanne goldbraun anbraten. Anschließend die Tomatensoße zugeben und mit den Nudeln servieren. Die Basilikumblätter eignen sich abschließend zum Garnieren der Speise, denn das Auge isst schließlich mit!

FISCH-PASTA

Nährwerte pro Portion: 1332 kJ / 318 kcal, 40 g Kohlenhydrate, 6 g Fett, 22 g Eiweiß

Zutaten für 2 Portionen:

1200 ml Wasser
150 g Seelachsfilet oder Fisch nach Wahl
100 g Rigatoni (oder Penne)
10 g Pinienkerne
1 Knoblauchzehe in Scheiben
1 TL Olivenöl
300 g halbierte Cocktailtomaten
2 Stängel Thymian
1 Prise Zucker

Zubereitung:

1. Zunächst den Fisch gut salzen und etwas pfeffern, danach das Wasser in den Mixtopf füllen. Zeitgleich den Varoma-Behälter aufsetzen, mit dem Fisch verschließen und 10 Min. auf Stufe 1 zum Kochen bringen.
2. Anschließend Varoma absetzen, Nudeln mit etwas Salz in den Mixtopf geben und diese gemäß Packungsangabe bei 100 °C auf Stufe 1 aufkochen, bis sie einen guten Biss haben. Danach die Pinienkerne in einer Pfanne ohne Fett goldbraun rösten.
3. Varoma absetzen. Nudeln abgießen und Fisch und fertige Rigatoni warmhalten.
4. Knoblauch in der Pfanne oder im Mixtopf kurz andünsten.
5. 200 g Cocktailtomaten, Thymian, ½ TL Salz, Pfeffer und Zucker zugeben und im Mixtopf 5 Min. bei 120 °C auf Stufe 1 dünsten. Dann in der Pfanne alles zusammen 5 Min. anbraten lassen.
6. Nudeln, Tomatensauce und restliche Cocktailtomaten in einer Schüssel vermischen. Fischfilet und Pinienkerne auf den Nudeln verteilen und ggf. mit etwas Kräutern garnieren und servieren.

ASIATISCHE CURRY-NUDELN MIT SCHWEINEFILET

Nährwerte pro Portion: 1915 kJ / 456 kcal, 36.5 g Kohlenhydrate, 36 g Fett, 28 g Eiweiß

Zutaten für 2 Portionen:

300 g Schweinefilet
2 Knoblauchzehen
2 Schalotten
40 g gesalzene Erdnüsse
½ Bund Koriander oder Petersilie
100 g halbe Zwiebelringe
200 g Karotten in Scheiben
1 gelbe Paprika, gewürfelt
250 g Brokkoliröschen
1-2 TL gelbe Currypaste
20 ml Sojasauce
1 Dose Kokosmilch
100 ml Wasser
1 TL Fischsauce oder 1 TL Salz
30 g Sesamöl
½ TL Pfeffer
120 g Mie-Nudeln
1 TL Speisestärke und Wasser zum Anrühren

Zubereitung:

1. Zuerst das Schweinefilet mit der Sojasoße, dem Knoblauch und 10 g Sesamöl mischen und für ca. 10 Minuten quellen lassen. Währenddessen die Schalotten klein schneiden. Die gerösteten Erdnüsse mit dem Koriander in den Mixtopf geben und beides 3 Sekunden lang auf Stufe 8 zermürben. Die Erdnuss-Koriander-Mischung mit den Schalotten vermengen. Nun das restliche Sesamöl in den Mixtopf füllen. Zudem die restlichen Schalotten drei Minuten bei 120 °C auf Stufe 1 dünsten lassen.
2. Als Nächstes das Fleisch anbraten. Dazu dieses in den Mixtopf zu den gedünsteten Schalotten geben und schauen, dass alles gleichmäßig am

Boden verteilt ist. Alles 7 Minuten lang auf voller Stufe vermischen.

3. Sobald das Fleisch durchgegart ist, dieses in ein Sieb geben, um den Fleischsaft aufzufangen. Danach die geschnittenen Karotten und Paprika zusammen mit der gelben Paprika sowie mit Kokosmilch, Currypaste, 100 ml Wasser, Fischsauce oder Salz, Pfeffer und Fleischsaft zurück in den Mixtopf legen und gut verschließen. Auf den Deckel nun den Varoma setzen und die Brokkoliröschen hineingeben. Jetzt 15 Minuten auf Varoma-Rührstufe Linkslauf andünsten.

4. Nach den 15 Minuten den Varoma abnehmen, in die Sauce nun die Mie-Nudeln geben und nochmals 3 Minuten auf Varoma-Rührstufe Linkslauf vermengen.

5. Nebenbei die Speisestärke mit etwas Wasser anrühren und mit dem Fleisch in den Mixtopf geben. Nochmals 1 Minute auf Varoma-Rührstufe Linkslauf einstellen und fertig ist das Nudelgericht!

6. Den All-in-One-Mix auf einen Teller oder in eine Schüssel geben und mit Brokkoli und der Koriander-Erdnuss-Schalotten-Mischung anrichten. Damit es schön aussieht, die Nudeln zusammen mit dem Brokkoli und der Koriander-Erdnuss-Schalotten-Menge garnieren.

POLENTA-KÜCHLEIN

Nährwerte pro Stück: 790 kJ / 189 kcal, 15 g Kohlenhydrate, 9 g Fett, 12 g Eiweiß

Zutaten für 12 Stücke:

2 Zweige Thymian
150 ml Milch
3 Eier
450 ml Wasser
100 g Zwiebeln
40 ml Olivenöl
100 g Tomatenmark
Salz und Pfeffer
etwas Zucker
150 g Polenta-Grieß bzw. Maisgrieß
400 g Rinderfilet, in feinen Streifen
1 Dose Maiskörner
100 g schwarze Oliven

Zubereitung:

1. Als Erstes den Backofen auf 180 °C vorheizen und eine Tarteform mit Backpapier auslegen.
2. Zunächst den Thymian auf einem Brett klein hacken und in eine separate Schüssel füllen.
3. Nun Milch und Eier im Mixtopf 20 Sek. auf Stufe 4 verrühren und ebenfalls umfüllen.
4. Die Zwiebeln in den leeren und ausgespülten Mixtopf geben, 5 Sek. auf Stufe 5 zerkleinern und nach unten schieben. Anschließend 20 ml Olivenöl hinzugeben und nochmals 2 Min. bei 120 °C auf Stufe 1 andünsten.
5. Als Nächstes Wasser, Tomatenmark, Pfeffer, Salz und Zucker beifügen und 5 Min. bei 100 °C auf Stufe 2 verrühren.
6. Jetzt Polenta hinzugeben und 20 Min. bei 90 °C auf Stufe 2 garen. In der Zwischenzeit das Rinderfilet in einer beschichteten Pfanne mit

etwas Öl scharf anbraten, würzen und in mundgerechte Stücke schneiden.

7. Anschließend Maiskörner, Thymian, Rinderfiletstreifen und Eiermilch im Mixtopf 20 Sek. auf Stufe 3 vermengen.

8. Die fertige Polentamischung in die Tarteform einfüllen und glattstreichen. Zum Schluss die Oliven in die Polenta drücken und den Kuchen ca. 35 Minuten backen. Wenn er abgekühlt ist, in kleine Stücke schneiden und servieren.

HÄHNCHEN-GEMÜSE-GULASCH

Nährwerte pro Portion: 577 kcal, 41 g Kohlenhydrate, 23 g Fett, 48 g Eiweiß

Zutaten für 4 Portionen:

500 g Gemüse nach Wahl, z. B. Karotten-Erbsen-Gemüse (TK)
20 ml Pflanzenöl
500 g Porree, gestückelt
600 g Hähnchenbrustfilet in Stücken
15 g edelsüßes Paprikapulver
1 TL scharfes Paprikapulver
15 g Tomatenmark
1 TL Gemüsebrühe-Pulver
250 ml heißes Wasser
5 Stiele Petersilie
1 TL Salz
150 g Crème fraîche mit Kräutern

Zubereitung:

1. Zunächst Petersilie auf einem separaten Brett klein hacken und beiseitestellen.
2. Danach ca. 450 g Porree salzen und im Varoma® verteilen. Einlegeboden in diesen einsetzen und die Spätzle darauf verteilen. Alles gut verschließen.
3. Nun den restlichen Porree im Mixtopf 5 Sek. auf Stufe 5 zermürben, Öl hinzugeben und 3 Min. auf Stufe 1 aufkochen. Das Hähnchenfleisch zugeben und 3 Min. auf Sanftrührstufe Linkslauf dünsten. Tomatenmark und Paprikapulver hinzugeben und 1 Min. bei 100 °C auf Sanftrührstufe dünsten. Gewürzpaste und Wasser zugeben, Varoma® aufsetzen und 10 Min. auf Stufe 1 garen.
4. Nach dieser Zeit alles absetzen, Crème fraîche in den Mixtopf hineingeben, Varoma wieder aufsetzen und 3 Min. auf Stufe 1 Linkslauf garen lassen.

5. Varoma absetzen, das fertige Gulasch abschmecken und den Porree in eine große Schüssel oder auf einen Teller geben. Mit der zerkleinerten Petersilie garnieren und noch warm servieren.

SOMMERHÄHNCHEN IN LEICHTER JOGHURTSOSSE

Nährwerte pro Portion: 536 kcal, 64 g Kohlenhydrate, 14 g Fett, 34 g Eiweiß

Zutaten für 4 Portionen:

400 g rote Paprika
2 Knoblauchzehen
20 ml Rapsöl oder Olivenöl
500 g Hähnchenbrustfilet
2 EL Tomatenmark
1 TL Salz
2 rote Zwiebeln
1 TL Gemüsebrühe
jeweils 1 TL weißer Pfeffer, Kurkuma, Kreuzkümmel
600 g Joghurt
250 g Reis
2 Frühlingszwiebeln

Zubereitung:

1. Zunächst Knoblauch und Zwiebeln im Mixtopf 4 Sekunden auf Stufe 6 zerkleinern. Öl hinzugeben und 3 Minuten bei 120 °C (Varoma) auf Stufe 1 köcheln lassen.
2. Zeitgleich die Paprika stückeln, in den Mixtopf hineingeben und 3 Sekunden auf Stufe 4 vermengen.
3. Tomatenmark, Salz, Gemüsebrühe, Pfeffer, Kurkuma, Kreuzkümmel und Joghurt hinzugeben und 5 Sekunden auf Stufe 3 vermengen.
4. Hähnchenbrustfilet in ca. 2 cm große Stücke schneiden, anschließend im Varoma-Behälter verteilen und 20 Minuten auf Stufe 1 Linkslauf garen lassen.
5. Danach den Reis garen und zusätzlich die Frühlingszwiebeln schneiden und gut waschen.
6. Varoma herunternehmen und Hähnchenbrustfilet im Mixtopf 5 Minuten bei 100 °C Linkslauf kochen. Das fertige Sommerhähnchen mit

dem Reis servieren und als Topping mit Frühlingszwiebeln garnieren.

Sonntagsrezepte

GEFÜLLTE PAPRIKASCHOTEN MIT HACK

Nährwerte pro Portion: 629 kcal, 77 g Kohlenhydrate, 23 g Fett, 28 g Eiweiß

Zutaten für 4 Portionen:

100 g Schalotten
300 g Hackfleisch
2 EL Paniermehl
1 Knoblauchzehe
20 g Senf (mittelscharf)
jeweils 1 TL Paprika, Pfeffer und Salz
1 Ei
1200 ml Wasser
4 Paprikaschoten mit abgeschnittenem Deckel
2 EL Gemüsebrühe
250 g Reis

Tomatensauce:
40 g Mehl
500 g passierte Tomaten
40 g Butter
50 g Tomatenmark
Salz und Pfeffer
40 g Butter
1 Prise Zucker

Zubereitung:

1. Als Erstes Knoblauch zusammen mit den Zwiebeln im Mixtopf 3 Sek. auf Stufe 5 zerhacken. Hackfleisch, Senf, Paprikapulver, Paniermehl, Ei, Salz und Pfeffer hinzufügen und 2 Min. auf Knetstufe vermengen. Die Hackmasse in die Paprika füllen und in den Varoma legen. Gemüsebrühe mit dem Wasser in den Mixtopf gießen, im Gareinsatz den Reis einwiegen und 30 Min. auf Stufe 1 durchgaren. Beide Sachen herausnehmen und warm stellen. Mixtopf säubern, leeren, die Flüssigkeit auffangen und beiseitestellen.

2. Für die Tomatensauce: Mehl und Butter im Mixtopf 3 Min. bei 100 °C auf Stufe 2 köcheln. Die restliche Garflüssigkeit mit den passierten Tomaten, dem Tomatenmark sowie mit Salz, Pfeffer, Zucker und optional mit ein wenig Zitronensaft hinzugeben und 5 Min. bei 100 °C auf Stufe 4 garen lassen. Alles zusammen schön auf einem Teller herrichten und servieren.

Tipp: Um es ästhetischer wirken zu lassen, gerne auch verschiedenfarbige Paprika verwenden!

SCHNITZEL MIT GEMÜSEFÜLLUNG

Nährwerte pro Portion: 715 kcal, 57 g Kohlenhydrate, 29 g Fett, 67 g Eiweiß

Zutaten für 4 Portionen:

1200 ml Wasser
2 rote Zwiebeln
40 g Butter
240 g Reis
2 TL Salz
420 g Erbsen-Karotten-Gemüse, TK
8 Schweineschnitzel
8 Prisen frischer Pfeffer
8 dünne Scheiben Serrano-Schinken
80 g weißer Portwein oder Weißwein
Blätter von 6 Stängeln Petersilie
40 ml Olivenöl
Basilikumblätter

Zubereitung:

1. Zunächst die Petersilie und die Zwiebeln im Mixtopf 5 Sek. auf Stufe 6 mixen. Anschließend ca. 20 g Butter hinzugeben und 3 Min. im Varoma® auf Stufe 1 andünsten. Reis zugeben, kurz vermengen und den Garkorb damit befüllen.
2. Nun gesalzenes Wasser in den Mixtopf geben, Garkorb mit dem Reis einhängen, Varoma® aufsetzen, Gemüse einwiegen und nun 14 Min. im Varoma® auf Stufe 1 langsam garen. In dieser Zeit die Schnitzel würzen und mit je 1 Scheibe Serrano-Schinken gleichmäßig belegen. Schnitzel halb umstülpen und mit Zahnstochern zusammenstecken. Nach Belieben kann je ein Basilikumblatt mit garniert und aufgestochen werden.
3. Im Anschluss in einer Pfanne das Olivenöl erhitzen und die Schinkenschnitzel bei starker Hitze 2-3 Min. pro Seite scharf anbraten, dann bei mittlerer Hitze 1-2 Min. zu Ende garen lassen und

herausnehmen. Portwein und 20 g Butter in die leere Pfanne geben und den Bratensatz somit lösen.

4. Wenn alles fertig ist, das Gericht servieren und bei Bedarf noch mit verschiedenen Kräutern schmücken.

TOSKANA-BÄLLCHEN IN TOMATENSOSSE

Nährwerte pro Portion: 619 kcal, 11 g Kohlenhydrate, 48 g Fett, 37 g Eiweiß

Zutaten für 4 Portionen:

1 Zwiebel, halbiert
1 Knoblauchzehe
20 ml Olivenöl
20 g Tomatenmark
400 g Dosentomaten, stückig
100 g Sahne
1 Prise Salz
Pfeffer
1 TL Gemüse-Gewürzpaste
1 TL Paprikapulver, scharf
1 TL italienische Kräuter
1 TL Zucker
10 g Stärke
500 g gemischtes Hackfleisch
250 g Mozzarella in Scheiben
Basilikum
Petersilie

Zubereitung:

1. Zunächst den Backofen auf 200 °C vorheizen.
2. Zu Beginn dann die Zwiebel mit dem Knoblauch im Mixtopf 8 Sek. auf Stufe 6 zerkleinern. Das Öl hinzufügen und alles 2 Minuten bei 100 °C auf Stufe 2 dünsten.
3. Tomatenmark, Tomaten, Sahne, ½ TL Salz, 2 Prisen Pfeffer, Gemüse-Gewürzpaste, ½ TL Paprikapulver, italienische Kräuter und ein wenig Zucker hinzufügen. Alles 8 Min. bei 100 °C auf Stufe 2 köcheln lassen. Dann die Stärke zugeben und nochmals 2 Minuten auf Stufe 4 aufkochen lassen.
4. In der Zwischenzeit das Hack in einer extra Schüssel mit Salz, Paprikapulver und Pfeffer würzen. Am Ende ca. 15-16 kleine Kugeln formen und in eine Auflaufform drapieren.

5. Zu guter Letzt die Tomatensoße über die Bällchen schütten, den Mozzarella darüber verteilen und im Ofen ca. 20 Min. überbacken. Die fertigen Hackbällchen mit Basilikum und Petersilie bestreuen und servieren. Dazu passt geröstetes Vollkornbrot oder Vollkornreis.

HACKBRATEN MIT FRISCHEN KARTOFFELN

Nährwerte pro Portion: 1146 kcal, 48 g Kohlenhydrate, 77 g Fett, 66 g Eiweiß

Zutaten für 4 Portionen:

1 alte Semmel oder Weißbrot
1 Schalotte
1 Knoblauchzehe
1 Ei
20 g Mehl
1000 g Hackfleisch
Salz und Pfefferbeeren
1 TL Paprikapulver
½ Bund Petersilie
2 EL Pflanzenöl, z. B. Rapsöl
30 g Butter
20 g Tomatenmark
1 Lorbeerblatt
900 ml Rinderbrühe
½ TL getrockneter Majoran
1 Msp. Muskatnuss
750 g Kartoffeln
150 g Sahne

Zubereitung:

1. Zu Beginn Semmel oder Brot im Mixtopf 20 Sek. auf Stufe 8 zerkleinern und separat umfüllen. Im leeren Mixtopf dann die Petersilie für 4 Sek. auf Stufe 8 zerkleinern und genauso separat umfüllen.
2. Nun Knoblauch und Schalotten in den sauberen Mixtopf legen und 4 Sek. auf Stufe 6 zermürben. Die Hälfte davon beiseitestellen. Die Semmel oder das Brot sowie Ei, Hackfleisch, Pfeffer, Salz und Paprikapulver hinzufügen und 20 Sek. auf Stufe 4 vermischen.
3. Fleischmasse nochmals gut durchkneten und zu einer Art Rolle formen. Diese mit etwas Öl in einer Pfanne scharf anbraten, dann in Frischhaltefolie wickeln. Päckchen anschließend in den Varoma® hineinlegen.
4. Die restlichen Schalotten und die übrige Butter im Mixtopf 2 Min. bei

120 °C im Varoma® auf Stufe 2 andünsten lassen. Rinderbrühe, Majoran, Tomatenmark, Lorbeerblatt, Muskatnuss, Piment, Pfeffer und Salz hinzugeben.

5. Im verschlossenen Varoma alles 40 Min. auf Stufe 2 Linkslauf durchgaren. Danach den Garkorb einsetzen und die Kartoffeln einwiegen, anschließend Varoma® wieder aufsetzen und für weitere 25 Min. auf Stufe 2 garen.

6. Nach dieser Zeit einfach Lorbeerblatt und Pimentkorn aus dem Mixtopf herausnehmen und Sahne mit dem Mehl hinzugeben, 4 Sek. auf Stufe 8 vermengen und 2 Min. bei 100 °C auf Stufe 3 aufkochen lassen. Fertig ist der Hackbraten. Gerne mit einer Handvoll Kräuter garnieren und alles zusammen auf einem Teller servieren.

KÄSEKNÖDEL MIT WARMEM GEMÜSE

Nährwerte pro Portion: 2518 kJ / 602 kcal, 46 g Kohlenhydrate, 35 g Fett, 25 g Eiweiß

Zutaten für 4 Portionen:

Knödel

½ Bund Petersilie

120 g Bergkäse, gestückelt

250 g altbackenes Bauernbrot in Stücken

1 Zwiebel

40 g Butter

150 ml Milch

3 Eier

½ TL Salz

Pfeffer

1 Prise Muskat

½ l Wasser

Gemüsesalat:

1 TL gekörnte Gemüsebrühe

800 g Gemüse – bunt gemischt nach Wahl (gestückelt)

½ TL Salz

1 Zwiebel, in zwei Stücke geteilt

40 ml kalt gepresstes Olivenöl

30 ml Weißweinessig

Pfeffer

½ TL getrockneter Thymian

Zubereitung:

Käseknödel:

1. Käse und Petersilie in den Mixtopf geben, 6 Sek. auf Stufe 6 zerkleinern und in eine separate Schüssel umfüllen.
2. Brotstücke in den Mixtopf füllen und für 10 Sek. auf Stufe 5 zermürben, anschließend zum Käse zugeben.
3. Zwiebel im Mixtopf 3 Sek. auf Stufe 5 zerkleinern und mit dem Spatel nach unten schieben.
4. Butter hinzufügen und weitere 2 Min. bei 120 °C auf Stufe 2

andünsten lassen.

5. Danach die Milch 3 Min. bei 80 °C auf Stufe 1 erwärmen.

6. Käse-Brot-Mischung, Salz, Pfeffer, Muskat und Eier hinzugeben, 30 Sek. auf Stufe 3 vermischen, nach Bedarf würzen, alles in eine Schüssel umfüllen und 1 Stunde ziehen lassen. Mixtopf in der Zwischenzeit auswaschen.

Gemüsesalat:

1. Gekörntes Brühe-Pulver und Wasser in den Mixtopf geben, Varoma-Behälter einsetzen, erst einmal 600 g Gemüse darin verteilen, Varoma-Einlegeboden einsetzen und nochmals 200 g Gemüse darauf verteilen. Das Gemüse ca. 23 Minuten auf Stufe 1 bissfest garen lassen. In der Zwischenzeit aus der Knödelmischung Knödel formen (dies gelingt am besten mit nassen Händen), in einen Topf mit kochendem Salzwasser geben und auf dem Herd bei fast kochendem Wasser ca. 10 Minuten fertigkochen lassen.

2. Das fertige Gemüse in eine extra Schüssel umfüllen. Dabei die Garflüssigkeit auffangen. Danach die Zwiebel im Mixtopf zerkleinern.

3. Olivenöl zugeben und 2 Min. bei 120 °C auf Stufe 2 dünsten.

4. Essig, 50 g Garflüssigkeit, Salz, Pfeffer und Thymian zugeben und alles 5 Sek. auf Stufe 3 zu einer Salatsoße vermischen.

5. Salatsoße über das Gemüse geben und Käseknödel mit dem lauwarmen Gemüsesalat servieren. Fertig!

KARTOFFEL-GEMÜSE-EINTOPF MIT WIENER

Nährwerte pro Portion: 1584 kJ / 378 kcal, 21 g Kohlenhydrate, 25 g Fett, 15 g Eiweiß

Zutaten für 6 Portionen:

½ Bund Petersilie
40 ml Öl
400 g gestückelte Karotten
1 Zwiebel
600 ml Wasser
2 TL Gemüsebrühe-Pulver
500 g Kartoffeln in Stückchen
250 g kleine Brokkoliröschen
1 rote Paprika, gestückelt
300 g Wiener-Würstchen
jeweils 2-3 Prisen Salz, Pfeffer und Muskat

Zubereitung:

1. Petersilie zerkleinern und in eine extra Schüssel geben.
2. Zwiebel, Karotten und Öl in den Mixtopf füllen und mit Schutzdeckel 4 Sek. auf Stufe 5 vermischen.
3. Wasser und Gewürzpulver hinzugeben, Gareinsatz einhängen, Kartoffeln einlegen und Varoma-Behälter aufsetzen, damit Brokkoli und Paprika eingewogen werden können. Dann Wiener zum Gemüse geben und mit Muskat, Salz sowie Pfeffer würzen. Anschließend Varoma verschließen und 25 Min. auf Stufe 1 fest garen lassen.
4. Alles zusammen in einem großen Topf vermischen und die Petersilie unterheben. Anschließend auf großen Suppenteller anrichten und servieren.

Tipp: Bei doppelter Menge kann man wieder prima für mehrere Tage vorkochen.

FISCH-SUPPE

Nährwerte pro Portion: 1484 kJ / 355 kcal, 24 g Kohlenhydrate, 16 g Fett, 24 g Eiweiß

Zutaten für 4 Portionen:

1 Schalotte
2 Knoblauchzehen in Scheiben
4 EL Olivenöl
8 Prisen Pfeffer
2 Prisen Zucker
2 Dosentomaten mit Basilikum, in Stücken
300 ml Wasser
1 TL Gemüsebrühe-Pulver
Salz
100 g Baguette in Scheiben geschnitten
200 g Karotten in Scheiben
200 g Staudensellerie, halbiert und in Scheiben
400 g Seelachsfilets, in Scheiben geschnitten
Basilikum

Zubereitung:

1. Eine Knoblauchzehe und die Schalotte in den Mixtopf geben und 5 Sek. auf Stufe 5 zerstückeln.
2. 2 EL Öl, 4 Prisen Pfeffer und den Zucker hinzufügen. Alles 3 Min. im Varoma auf Stufe 1 andünsten lassen.
3. Wasser, Gewürzpaste, Tomaten, Salz und den restlichen Pfeffer hinzugeben, Gareinsatz auf den Mixtopfdeckel stellen, damit es nicht spritzt, und 10 Min. bei 100 °C auf Stufe 1 garen. In der Zwischenzeit in einer separaten Pfanne den restlichen Knoblauch in etwas Öl anbraten sowie das Baguette von beiden Seiten anrösten.
4. Karotten und Sellerie in den Mixtopf geben und 5 Min. bei 100 °C auf Stufe 1 garen lassen.
5. Fisch mit dem Olivenöl beträufeln, mit Salz und Pfeffer und evtl. ein wenig Zitronensaft würzen, im Varoma-Behälter verteilen und wieder

verschließen.

6. Alles 10 Min. im Varoma auf Stufe 1 garen lassen und Minestrone abschmecken. Danach diese mit dem Fisch anrichten, mit Basilikum und nach Bedarf mit anderen Kräutern bestreuen und mit dem gerösteten Brot servieren.

SPINAT-KARTOFFEL-PIZZA

Nährwerte pro Portion: 1119 kJ / 267 kcal, 17 g Kohlenhydrate, 16 g Fett, 12 g Eiweiß

Zutaten für 4 Portionen:

Teig:

Butter oder Öl zum Einfetten der Springform
50 g grob gestückelter Parmesan
300 g Kartoffeln, gestückelt
½ TL Salz
½ TL Pfeffer
4 Eier
2 TL Speisestärke
50 g Kochsahne
200 g Mehl

Belag:

1 Zwiebel, in zwei Hälften geschnitten
100 g Chorizo
3 EL Olivenöl
50 g Tomatenmark
50 ml Wasser
½ TL Pfeffer
½ Würfel Gemüsebrühe (für ½ l)
200 g TK-Blattspinat, aufgetaut
200 g Tomaten, kleinen Stücken oder Scheiben
½ TL Muskat
200 g gewürfelter Käse, z. B. Gouda

Zubereitung:

Teig:

1. Backofen auf 200 °C vorheizen und Springform einfetten.
2. Parmesan in den Mixtopf füllen und 10 Sek. auf Stufe 10 zerkleinern. Anschließend Kartoffeln, Salz, Pfeffer, Eier, Speisestärke, Sahne und Mehl hinzufügen und 6 Sek. auf Stufe 5 verrühren.
3. Teig in die Springform füllen und für 20 Minuten im Ofen backen lassen.

Belag:

1. Zwiebel und Chorizo in den Mixtopf füllen und 8 Sek. auf Stufe 7 zerkleinern. Anschließend das Olivenöl hinzufügen und 4 Min bei 120 °C auf Stufe 1 andünsten.

2. Tomatenmark, Wasser, Pfeffer und Gewürzpaste zugeben, 4 Min. bei 120 °C auf Stufe 1 garen und anschließend das Ganze 20 Sek. auf Stufe 8 vermischen.

3. Tomaten-Chorizo-Creme auf dem Kartoffelboden verteilen, mit Spinat und Tomatenscheiben belegen, mit den Gewürzen würzen und abschließend den Gouda darüber streuen. 20 Minuten überbacken. Fertige Pizza dann heiß oder kalt servieren und genießen!

KARTOFFEL-GRÜNKOHL-LASAGNE MIT LACHS

Nährwerte pro Portion: 3029 kJ / 723 kcal, 33 g Kohlenhydrate, 49 g Fett, 37 g Eiweiß

Zutaten für 4 Portionen:

250 g Grünkohl, in groben Stücken
500 ml Wasser
400 g Kartoffeln, gewürfelt
4 Stücke Lachsfilet
40 g Butter
300 ml Milch
50 g Mehl
200 g Sahne
1 TL Salz
1 TL Pfeffer
4 EL Mandelblättchen

Zubereitung:

1. Als Erstes ca. 125 g Grünkohl in den Mixtopf geben, 20 Sek. auf Stufe 5 zerkleinern und in den Varoma-Behälter füllen.
2. Restlichen Grünkohl in den Mixtopf schütten, auf gleicher Stufe zerkleinern, in den Varoma-Behälter geben und auf dem Einlegeboden verteilen. Am Ende gut verschließen.
3. Wasser in den Mixtopf füllen, die Kartoffeln im Gareinsatz verteilen und den Varoma aufstecken. 20 Min. auf Stufe 1 garen lassen.
4. Grünkohl und Kartoffeln in eine breite Auflaufform umfüllen und den Fisch darauf verteilen.
5. Backofen auf 200 °C vorheizen und zeitgleich Milch, Sahne, Butter, Mehl, Salz und Pfeffer in den Mixtopf füllen, 7 Min. bei 90 °C auf Stufe 3 garen und abschmecken. Sauce über dem Lachs und dem Grünkohl verteilen. Mit Mandeln garnieren und abschließend das Ganze für 20-25 Minuten (200 °C) überbacken. Fertig!

Tipp: Hier eignet sich wieder ein gemischter Salat, um die Gemüseration zu erreichen.

ÜBERBACKENER BLUMENKOHL IN SENFSOSSE MIT OFENKARTOFFELN

Nährwerte pro Portion: 3101 kJ / 741 kcal, 39 g Kohlenhydrate, 48 g Fett, 34 g Eiweiß

Zutaten für 6 Portionen:

Blumenkohl und Ofenkartoffeln:

500 ml Wasser
1 ganzer Blumenkohl
40 ml Rapsöl
1000 g Drillinge (Kartoffeln), halbiert
2 TL Salz
1 TL Pfeffer
1 ½ TL Paprika, süß
1 Knoblauchzehe
1 Zwiebel
200 g Schmand
500 g Hackfleisch
30 g Paniermehl
1 Ei
12 Scheiben Bacon (nach Bedarf)
½ TL Pfeffer
Muskat

Senfsauce:

200 g Frischkäse
200 ml Wasser
15 g milder Senf
15 g Speisestärke
1 Würfel Gemüsebrühe (für 0,5 l)
½ TL Salz

Zubereitung

Blumenkohl und Ofenkartoffeln:

1. Als Erstes das Wasser in den Mixtopf füllen. Den Strunk des Blumenkohls kreuzweise einschneiden und in den Varoma-Behälter

setzen, Varoma aufsetzen und 30 Min. im Varoma auf Stufe 1 garen. Drillinge währenddessen mit einer Marinade aus 2 EL Öl, 1 TL Salz, Pfeffer und Paprika mischen.

2. Gegarten Blumenkohl auf das vorbereitete Backblech setzen und den Mixtopf ausleeren. Dabei die entstandene Garflüssigkeit auffangen und beiseitestellen.

3. Backofen auf 200 °C vorheizen. Knoblauch und Zwiebel in den Mixtopf geben und 5 Sek. auf Stufe 5 hacken.

4. 3 EL Öl hinzufügen und 2 Min. bei 120 °C auf Stufe 1 dünsten. Anschließend Hackfleisch, Ei, Paniermehl, Schmand, 1 TL Salz, ½ TL Pfeffer und ½ TL Paprika zugeben, 10 Sek. auf Stufe 4 vermischen und Blumenkohl mit der Hackfleischmasse umhüllen. Gewürzte Kartoffeln auf dem Backblech verteilen und alles 40 Minuten bei ca. 190 °C backen.

<u>Senfsoße:</u>

1. Garflüssigkeit, Frischkäse, Wasser, Speisestärke, Gewürzpaste, Senf, Salz, Pfeffer und Muskat in den Mixtopf geben und 5 Sek. auf Stufe 5 gut durchmixen. Die Sauce dann über den Blumenkohl geben und noch heiß servieren. Fertig!

TERIYAKI-LACHS MIT REISNUDELN

Nährwerte pro Portion: 566 kcal, 58 g Kohlenhydrate, 19 g Fett, 36 g Eiweiß

Zutaten für 4 Portionen:

4 Lachsfilets
frisch gemahlener Pfeffer
150 g Teriyaki-Soße
1 EL schwarzer Sesam
1,5 l kochendes Wasser
200 g Reisnudeln
1 kleine rote Chilischote ohne Kerne
10 g Ingwer in dünnen Scheiben
2 TL Limettensaft
300 g Zuckerschoten
200 ml Geflügelfond
1 Bund Koriander

Zubereitung:

1. Lachsfiletstücke mit etwas Pfeffer und ca. 50 g Teriyaki-Soße 20 Min. marinieren. Währenddessen Sesam in einer Pfanne ohne Fett anrösten. Reisnudeln mit kochendem Wasser übergießen und 10 Min. einweichen. Anschließend in ein Sieb füllen, kalt abspülen und abtropfen lassen.
2. Einlegeboden mit Backpapier auslegen (Dampfschlitze am oberen Rand dabei frei lassen), den Lachs darauf verteilen, in den Varoma® einsetzen und verschließen.
3. Knoblauch, Ingwer und Chili in den Mixtopf geben, 5 Sek. auf Stufe 5 zerkleinern und mit dem Spatel nach unten schieben. Restliche Teriyaki-Soße, Geflügelfond, Limettensaft und Pfeffer zugeben, Varoma® aufsetzen und 8 Min. auf Varoma® Stufe 1 garen. Anschließend noch die Reisnudeln und Zuckerschoten im Varoma® verteilen, Einlegeboden wieder einsetzen, Varoma® aufsetzen und 6

Min. auf Varoma® Stufe 1 garen.

4. Reisnudeln und Soße in eine vorgewärmte Schüssel geben und abschmecken. Lachs und Reisnudeln anrichten, mit Koriander bestreuen und servieren.

LASAGNE MIT BUNTEM GEMÜSE UND FETA

Nährwerte pro Portion: 2916 kJ / 697 kcal, 61 g Kohlenhydrate, 39 g Fett, 25 g Eiweiß

Zutaten für 4 Portionen:

Füllung:

200 g gestückelte Karotten

600 g Wirsing (Streifen)

1 TL Salz

400 ml Wasser

Tomatensauce:

100 g Zwiebeln, halbiert

40 ml Olivenöl

3 Dosentomaten, gestückelt

1 Würfel Gemüsebrühe (für 0,5 l)

½ frische Chili

1-2 Knoblauchzehen

½ TL Salz

2 Prisen Pfeffer

frischer Rosmarin oder Thymian

Basilikum und Oregano

1 TL brauner Zucker

Béchamelsauce:

40 g Butter

250 ml Milch

1/2 TL Salz

2 Prisen Pfeffer

3 Prisen Muskat

Lasagne-Herstellung:

9-12 Lasagneplatten

40 g Pinienkerne (optional)

150 g Feta

Zubereitung:

Gemüsefüllung:

1. Karotten in den Mixtopf geben, 5 Sek. auf Stufe 4.5 zerkleinern und anschließend in den Varoma-Behälter füllen.

2. Wasser und Salz in den Mixtopf einfüllen, Varoma-Behälter aufsetzen und den Wirsing hineinlegen. 20 Min. im Varoma auf Stufe 1 garen lassen. Wenn alles fertig ist, den Varoma mit Gemüse beiseitestellen und die Garflüssigkeit dabei auffangen.

Tomatensauce:

1. Knoblauch, Zwiebeln, Rosmarin und Chilischote im Mixtopf 6 Sek. auf Stufe 5 zerkleinern. Das Öl hinzufügen und alles 3 Min. bei 120 °C auf Stufe 1 andünsten.

2. Tomaten und Brühwürfel zugeben und nochmals 20 Min. im Varoma auf Stufe 1 reduzieren, dabei unbedingt den Spritzschutz aufsetzen.

3. Mit Basilikum, Oregano, Salz, Pfeffer und Zucker abrunden und 5 Sek. auf Stufe 5 vermischen. In eine separate Schüssel umfüllen und den Mixtopf gut ausspülen.

Béchamelsauce:

1. Milch und 250 g der aufgefangenen Garflüssigkeit 5 Sek. auf Stufe 5 verrühren.

2. Danach einfach Butter, Pfeffer, Salz und Muskat hinzugeben und 9 Min. bei 100 °C auf Stufe 2 garen.

Lasagne-Herstellung:

1. Backofen auf 200 °C vorheizen, Auflaufform einfetten.

2. Lasagneplatten, Tomatensauce, vorgegartes Gemüse und Béchamelsauce abwechselnd in die Auflaufform schichten. Mit Tomatensauce beginnen und abschließen.

3. Feta zerkleinern und über die Lasagne streuen, danach geht alles 30 Minuten in den Ofen. Fertig ist die Lasagne!

KRÄUTER-PFANNKUCHEN MIT FRISCHEM SPARGEL

Nährwerte pro Portion: 2520 kJ / 602 kcal, 44 g Kohlenhydrate, 36 g Fett, 21 g Eiweiß

Zutaten für 4 Portionen:

Kräuter-Palatschinken-Teig:

2 EL Kräuter (z. B. Petersilie, Kerbel, Dill, Minze), in Blättchen abgezupft

250 ml Milch

2 Eier

½ TL Kräutersalz

125 g Weizenmehl, glatt

Kräuter-Spargel-Pfannkuchen-Zubereitung:

500 ml Wasser

1 Prise Salz

1 Prise Zucker

18 grüne Spargelstangen

3 EL Butter, zum Backen

6-12 Scheiben Rohschinken, geräuchert

Zubereitung:

Kräuter-Palatschinken-Teig:

1. Kräuter im Mixtopf 6 Sek. auf Stufe 8 zerkleinern.
2. Milch, Eier und Kräutersalz zugeben und 10 Sek. auf Stufe 4 unterrühren.
3. Mehl zugeben, 15 Sek. auf Stufe 4 mischen, in eine separate Schüssel umfüllen und zugedeckt ein paar Minuten ruhen lassen. Mixtopf ausspülen.

Kräuter-Spargel-Pfannkuchen-Zubereitung:

1. Wasser, Salz und Zucker mischen und in den Mixtopf hineingeben. Spargel im Varoma-Behälter und im Einlegeboden verteilen, Varoma aufsetzen und 20 Min. auf Stufe 1 garen lassen. In der Zwischenzeit eine beschichtete Pfanne auf dem Herd erhitzen und ½ EL Butter darin

zergehen lassen. Den Teig in die Pfanne geben und die Pfannkuchen goldbraun backen.

2. Auf jeden Pfannkuchen ein bis zwei Scheiben Schinken sowie 3 gegarte Spargelstangen legen und den Pfannkuchen zusammenrollen. Die Pfannkuchenrolle ggf. mit einem Schnittlauchhalm zusammenbinden und servieren!

Tipp: Hierzu passt hervorragend eine Tomatensauce, am besten natürlich eine selbst gemachte!

LACHS-TARTE MIT SPARGEL

Nährwerte pro Portion: 1208 kJ / 305 kcal, 25 g Kohlenhydrate, 17 g Fett, 14 g Eiweiß

Zutaten für 10 Stück:

Teig:

300 g Mehl

60 ml neutrales Öl

150 g Quark

2 TL Backpulver

1 Ei

½ TL Salz

Belag und Fertigstellung:

500 ml Wasser

300 g Spargel

300 g frisches Lachsfilet, gestückelt

75 g Sahne

2 Eier

1 TL Salz

½ TL Pfeffer

½ TL getrockneter Dill

Zubereitung:

Teig:

1. 10 kleine Tartelette-Förmchen oder eine große Tarte-Form einfetten.
2. Mehl, Quark, Backpulver, Ei, Öl und Salz im Mixtopf 2 Min. durchkneten. Den Teig auf einer bemehlten Fläche mit den Händen nochmals durchkneten und in die Tartelette-Förmchen oder die Tarte-Form einarbeiten.

Belag und Fertigstellung:

1. Wasser in den Mixtopf füllen, Varoma-Behälter aufstecken, Spargel hineingeben und 18 Min. auf Stufe 1 garen lassen. Den fertigen Spargel unter kaltem Wasser abschrecken und in ca. 2 cm lange Stücke schneiden. Zeitgleich den Backofen vorheizen auf 200 °C.
2. Spargel- und Lachsstücke gleichmäßig in die Form bzw. in die

Förmchen verteilen.

3. Abschließend Sahne, Dill, Eier, Salz und Pfeffer in den Mixtopf geben, 5 Sek. auf Stufe 4 aufrühren und in die Förmchen bzw. in die Form geben. Alles zusammen 18-20 Minuten backen und 10 Minuten in den Förmchen bzw. in der Form abkühlen lassen und servieren.

ZUCCHINIBLECHKUCHEN

Nährwerte pro Portion: 3611 kJ / 863 kcal, 57 g Kohlenhydrate, 55 g Fett, 37 g Eiweiß

Zutaten für 6 Portionen:

Teig:

150 g Quark

400 g Mehl

3 TL Backpulver

2 Eier

70 ml Öl

1 TL Salz

Belag:

1 Knoblauchzehe

2 Zwiebeln, halbiert

10 ml neutrales Öl

700 g Zucchini, in Scheibchen

200 g Frischkäse

100 g Mager-Quark

200 g Sahne

6 Eier

1 TL Salz

½ TL Pfeffer

Muskat

3 EL frische, gemischte Kräuter

200 g Gouda oder Emmentaler, gestückelt

Zubereitung:

1. Zuerst den Backofen vorheizen auf 200 °C und ein Backblech mit Backpapier auslegen.
2. Anschließend den Käse im Mixtopf 5 Sek. auf Stufe 7 zerkleinern und in eine Schüssel füllen.

Teig:

1. Dann Mehl, Backpulver, Quark, Eier, Öl und Salz im Mixtopf 1 Min. lang kneten.

2. Den Teig dann auf dem vorbereiteten Backblech auslegen und den Topf ausspülen.

Belag:

1. Als Nächstes die Zwiebeln und den Knoblauch im Mixtopf 5 Sek. auf Stufe 5 zerkleinern. Anschließend das Öl hinzufügen und 2 Min. bei 120 °C auf Stufe 2 andünsten. Die Zwischenzeit nutzen, um die Zucchinischeiben wie ein Fächer auf dem Teig zu verteilen.
2. Als Letztes Frischkäse, Quark, Sahne, Eier, Salz, Pfeffer, Muskat und Kräuter dem Mixtopf hinzufügen und 20 Sek. auf Stufe 4 verrühren.
3. Abschließend den Käse zugeben, 5 Sek. auf Stufe 3 verrühren, über die Zucchini geben und alles 30 Minuten im Ofen überbacken. Kurz vor dem Servieren noch ein paar Zucchinischeiben als Deko obendrauf und fertig ist der Zucchinikuchen!

ZUCCHINI-BLUMENKOHL-SALAT

Nährwerte pro Portion: 679 kJ / 160 kcal, 12 g Kohlenhydrate, 10 g Fett, 5 g Eiweiß

Zutaten für 4 Portionen:

250 g Blumenkohl, in Röschen
250 g Zucchini, gestückelt
20 g Koriander
30 g Cashews, gesalzen
4 EL Chilisauce
2 EL Öl
4 EL Limettensaft
½ TL Salz

Zubereitung:

1. Alles zusammen, sprich Blumenkohl, Zucchini, Koriander, Cashews, Chilisauce, Limettensaft, Salz und Öl, im Mixtopf 5 Sek. auf Stufe 4 zerkleinern.
2. Den fertigen Salat in eine geeignete Schale füllen, mit Koriander garnieren und servieren. Fertig!

SALAT MIT SAFTIGEM HÄHNCHENBRUSTFILET

Nährwerte pro Portion: 2412 kJ / 576 kcal, 13 g Kohlenhydrate, 48 g Fett, 24 g Eiweiß

Zutaten für 10 Portionen:

Salat:

3 EL Sojasauce
2 EL Olivenöl
1 TL Curry
550 g Hähnchenbrustfilet
500 ml Wasser
6 Eier
1 großer Salatkopf
400 g Cocktailtomaten, halbiert
1 Salatgurke, geschnitten

Dressing:

300 ml Olivenöl
80 g Parmesan, gestückelt
3 Knoblauchzehen
8 Sardellenfilets
3 Eigelb
50 g Senf
25 g Limettensaft
20 ml Rotweinessig
1 TL schwarzer Pfeffer, gemahlen

Croûtons:

8 Scheiben Toastbrot, gewürfelt
80 ml Olivenöl
½ TL Kräutersalz

Zubereitung:

Salat:

1. Zunächst Sojasauce, Olivenöl und Curry in eine separate Schüssel geben, zu einer Marinade verrühren und Hähnchenbrust bis zu 2 Stunden darin einlegen und ziehen lassen.
2. In der Zwischenzeit Wasser in den Mixtopf füllen, Gareinsatz einhaken, Eier hineinlegen, Hähnchenbrustfilets in den Varoma legen, aufsetzen und 19 Min. auf Stufe 1 garen lassen. Danach umfüllen und

Mixtopf ausspülen.

3. Nun gegartes Hähnchenfleisch in Scheiben schneiden. Eier achteln, Salatblätter waschen und in eine Salatschüssel geben. Das Hähnchenfleisch hinzufügen und mit Cherry-Tomaten, Gurken und Ei garnieren.

Salatsauce:

1. Parmesan im Mixtopf 10 Sek. auf Stufe 10 zerkleinern und separat umfüllen.

2. Anschließend Knoblauch in den leeren Mixtopf geben und 3 Sek. auf Stufe 8 ebenfalls zerkleinern. Danach die Sardellen einfließen lassen und nochmals 3 Sek. auf Stufe 5 schreddern.

3. Nun Eigelb, Senf, Limettensaft, Rotweinessig und Pfeffer hinzugeben, 10 Sek. auf Stufe 7 verrühren und anschließend 3 Min. auf Stufe 3.5 emulgieren. Dabei das Öl langsam hineinfließen lassen und langsam verrühren.

4. Jetzt nur noch den zerkleinerten Parmesan hinzugeben und 20 Sek. auf Stufe 3 mischen.

Croûtons:

1. Die Toastwürfel in einer Pfanne mit Olivenöl und Kräutersalz knusprig braten. Den Salat mit dem Hähnchen, der Sauce und den Croûtons auf einem geeigneten Teller servieren und genießen.

SPARGEL-FISCH-AUFLAUF

Nährwerte pro Portion: 2889 kJ / 690 kcal, 43 g Kohlenhydrate, 40 g Fett, 38 g Eiweiß

Zutaten für 4 Portionen:

100 g Parmesan, gestückelt
100 g Emmentaler, gestückelt
500 ml Wasser
1,5 TL Salz
800 g Kartoffeln, in Scheiben
1000 g Spargel, geschält, in Stücken
200 g Sahne
20 g Speisestärke
2 Eier
½ TL Pfeffer
200 g Fisch, z. B. Räucherlachs in Scheiben

Zubereitung:

1. Backofen auf 200° C vorheizen und eine beliebige Auflaufform einfetten.
2. Parmesan in den Mixtopf geben, 10 Sek. auf Stufe 8 zerkleinern und umfüllen.
3. Auf die gleiche Weise mit dem Emmentaler verfahren.
4. Wasser und 1 TL Salz in den Mixtopf hineingeben, Gareinsatz einhaken und die Kartoffeln einlegen. Varoma-Behälter aufsetzen, dann den Spargel hineinlegen und 15 Min. im Varoma auf Stufe 1 garen lassen. Zwischendurch öfters wenden.
5. Den fertigen Spargel und die Kartoffeln in die vorbereitete Auflaufform geben und den Mixtopf wieder entleeren und säubern.
6. Eier, Sahne, Speisestärke, ½ TL Salz, Pfeffer und geriebenen Parmesan in den Mixtopf füllen und alles zusammen 10 Sek. auf Stufe 4 vermischen. Alles über das Gemüse verteilen.
7. Den Fisch ebenfalls darüberlegen, mit zerkleinertem Emmentaler

bestreuen und abschließend 30 Minuten goldbraun überbacken und servieren.

Abendessen

Für das Abendessen eignet sich eine leichte Kost, um den Magen aller Familienmitglieder kurz vor dem zu Bett gehen nicht zu belasten. Die nachfolgenden Gerichte sind leicht und gut verdaulich, können jedoch ebenso gut als Mittagessen verwendet werden, wenn eine leichte Kost gewünscht ist. Besonders die nachfolgenden Suppen können wieder gut vorgekocht und dann verzehrt werden, wenn es gerade passt.

KRÄUTER-BROKKOLI-AUFSTRICH MIT GRÖSTL

Nährwerte pro Portion: 836 kJ / 200 kcal, 8 g Kohlenhydrate, 15 g Fett, 8 g Eiweiß

Zutaten für 10 Portionen:

0,5 l Wasser
4 Eier
500 g Brokkoli ohne Stiele
100 g rote Zwiebeln
20 g Sesamöl
200 g Cashewkerne, gesalzen
jeweils 1 Bund Petersilie, Schnittlauch und Dill
Salz und Pfeffer
2 Kresse-Schalen
Curry

Zubereitung:

1. Zunächst Wasser in den Mixtopf füllen, Gareinsatz einhaken und die Eier einlegen. Varoma-Behälter aufsetzen, ebenso Brokkoli einwiegen und alles gut verschließen. Dann für 14 Min. auf Stufe 1 garen lassen. Danach die Eier zu dem Brokkoli in den Varoma-Behälter geben und beides unter kaltem Wasser durchspülen.
2. Nun Eier pellen, Eiweiß würfeln und Eigelb für eine spätere Verwendung separat zur Seite stellen.
3. Als Nächstes Schalotten im Mixtopf 4 Sek. auf Stufe 6 hacken und mit dem Spatel nach unten schieben. Anschließend das Sesamöl hinzugeben und 2 Min. bei 120 °C auf Stufe 1 andünsten.
4. Gegarten Brokkoli, Cashewkerne, alle Kräuter, Salz, Pfeffer und Eigelb hinzugeben, alles 30 Sek. auf Stufe 6 zerkleinern und würzen.
5. Gewürfeltes Eiweiß in der Pfanne von allen Seiten goldbraun braten, mit Curry, Salz und Pfeffer würzen und zum Abkühlen auf ein Stück Küchenrolle legen. Den fertigen Aufstrich mit Eiweißgeröstel z. B. zu

Vollkornbrot servieren.

FRISCHKÄSE-SPINAT-WRAPS

Nährwerte: 2020 kJ / 482 kcal, 41 g Kohlenhydrate, 24 g Fett, 23 g Eiweiß

Zutaten:

Eierwraps:

2 Eier

300 ml Milch

200 g Mehl

1 Prise Salz

Öl oder Butter zum Anbraten

Füllung und Fertigstellung:

10 ml Öl

50 g Parmesan, in Stücken

1 Knoblauchzehe

200 g Blattspinat

100 g Frischkäse

½ TL Salz

½ TL Pfeffer

8 Scheiben Putenbrust-Aufschnitt

Zubereitung:

Eierkuchen:

1. Milch, Eier und Salz in den Mixtopf geben und 30 Sek. auf Stufe 4 verrühren. Anschließend Mehl hinzugeben, 15 Sek. auf Stufe 3 vermischen und 10 Minuten ziehen lassen, am besten abgedeckt.
2. Butter in einer Pfanne zerlassen und vier dünne Eierkuchen nacheinander goldgelb backen. Mixtopf anschließend ausspülen.

Füllung und Fertigstellung:

1. Parmesan in den Mixtopf geben, 10 Sek. auf Stufe 10 zerkleinern und in eine separate Schüssel umfüllen.
2. Knoblauch im Mixtopf 5 Sek. auf Stufe 5 zerkleinern. Anschließend Öl und Spinat hinzufügen und 4 Minuten bei 120 °C auf Stufe 1 andünsten lassen.

3. Danach den Frischkäse, den zerkleinerten Parmesan sowie Salz und Pfeffer 10 Sek. auf Stufe 4 vermischen und nach Geschmack würzen.

4. Eierkuchenwrap mit Spinat-Frischkäse-Creme bestreichen und mit je 2 Scheiben Putenbrust oder 1 Scheibe Lachs belegen. Die Wraps mit leichtem Druck aufrollen und ggf. mit einem scharfen Messer schräg halbieren und servieren. Gerne mit Kräutern garnieren.

KALTE TOMATENSUPPE MIT ERDBEEREN UND BASILIKUM

Nährwerte pro Portion: 340 kJ / 81 kcal, 7 g Kohlenhydrate, 5 g Fett, 2 g Eiweiß

Zutaten für 8 Portionen:

22 frische Basilikumblätter

2 Prisen Salz

100 g Schlagobers

1000 g reife Tomaten

250 g frische Erdbeeren

1 EL Zucker

12 Tropfen Tabasco

weißer Pfeffer, gemahlen

Zubereitung:

1. Zunächst das Basilikum auf einem separaten Schneidebrett zerkleinern und in den Mixtopf geben.
2. Rühraufsatz einsetzen. Dann 1 Prise Salz und Schlagobers hinzugeben und ohne Messbecher auf Stufe 3 unter Beobachtung schlagen, bis die Sahne steif ist. Rühraufsatz entfernen und Basilikumcreme umfüllen und kühl stellen.
3. Danach Tomaten, Erdbeeren, Zucker, 1 Prise Salz und Tabasco im leeren Mixtopf 1 Min. auf Stufe 10 pürieren. Die Suppe würzen, in kleine Gläschen füllen und für ca. 30 Minuten ins Gefrierfach stellen.
4. In der Zwischenzeit Basilikumcreme in einen Spritzbeutel mit großer Tülle füllen und auf jedes Gläschen einen Tupfer Basilikumcreme geben. Mit Erdbeerscheiben und Tomatenstücken garnieren, mit weißem Pfeffer bestreuen und servieren.

KALTE AVOCADOSUPPE MIT KOKOSMILCH UND LIMETTE

Nährwerte pro Portion: 436 kJ / 106 kcal, 1 g Kohlenhydrate, 10 g Fett, 2 g Eiweiß

Zutaten für 8 Portionen:

40 ml Limettensaft
2 Avocados, gestückelt
½ Würfel Gemüsebrühe
400 ml kaltes Wasser
150 ml Kokosmilch
1 Bund Petersilie
4 Tropfen Tabasco
Salz
20 g Kokosraspeln

Zubereitung:

1. Alles zusammen, sprich Limettensaft, Avocadofruchtfleisch, Brühwürfel, Wasser, Kokosmilch, Petersilie, Tabasco und Salz, im Mixtopf 20 Sek. auf Stufe 10 schrittweise pürieren und nach Belieben würzen.
2. Kalte Suppe in 8 Gläser umfüllen und mit Kokosraspeln garnieren. Kalt genießen!

ERBSENSUPPE MIT MINZE

Nährwerte pro Portion: 2122 kJ / 506 kcal, 34 g Kohlenhydrate, 32 g Fett, 14 g Eiweiß

Zutaten für 4 Portionen:

4 Schalotten
30 ml Öl
100 g Kartoffeln in Würfel
600 g Erbsen, TK
500 ml Wasser
1 Würfel gekörnte Gemüsebrühe (für 0,5 l)
250 g Sahne
20 g Butter
2 Scheiben Toastbrot
4 Stängel Pfefferminze
5 Prisen Salz
Tabasco nach Belieben

Zubereitung:

1. Zunächst Zwiebeln im Mixtopf 5 Sek. auf Stufe 5 zerkleinern und nach unten schieben. Anschließend das Öl zugeben und alles 3 Min. bei 120 °C auf Stufe 1 andünsten.
2. Nun Kartoffeln und 500 g TK-Erbsen hinzugeben und 1 Min. ebenfalls bei 120 °C auf Stufe 1 dünsten.
3. Nach und nach Wasser, Gewürzpaste und Sahne hinzugeben und 15 Min. bei 100 °C auf Stufe 1 kochen. Zwischenzeitlich die Toastwürfel mit wenig Öl in einer Pfanne rösten und die fertigen Croûtons beiseitestellen.
4. Jetzt Varoma-Behälter aufsetzen, die restlichen 100 g TK Erbsen einwiegen, alles gut verschließen und 5 Min. bei 100 °C auf Stufe 1 garen lassen. Nach dieser Zeit Varoma absetzen und zur Seite stellen.
5. Als Letztes die Minzblättchen in den Mixtopf hinzugeben und 1 Min. auf Stufe 7 schrittweise pürieren. Mit Salz, Pfeffer und Tabasco abschmecken. Die gegarten Erbsen in die Suppe geben, mit Croûtons

und Minzblättchen garnieren und noch warm servieren. Fertig!

Tipp: Diese Suppe ist eine super Eiweißquelle, sättigt alle Familienmitglieder und ist besonders am Abend auch leicht bekömmlich.

KÜRBIS-PFLÄNZCHEN MIT GRÜNKERN

Nährwerte pro Stück: 492 kJ / 118 kcal, 14 g Kohlenhydrate, 5 g Fett, 4 g Eiweiß

Zutaten für 14 Stück:

1 Bund Petersilie
200 g Kürbisfleisch, gestückelt
250 g Grünkern (Körner)
1 Knoblauchzehe
400 ml Wasser
20 ml Öl
1 Zwiebel, halbiert
1 TL gekörnte Gemüsebrühe (für 0,5 l Wasser)
2 Eier
30 g Paniermehl
½ TL Salz
etwas Pfeffer
½ TL Kreuzkümmel, gemahlen
Öl zum Anbraten

Zubereitung:

1. Zuerst Petersilie und Kürbis im Mixtopf 6 Sek. auf Stufe 8 zerkleinern und umfüllen. Danach Grünkern im Mixtopf für 15 Sek. auf Stufe 8 schroten und ebenfalls umfüllen.
2. Anschließend Knoblauch und Zwiebel hinzufügen und nochmals 3 Sek. auf Stufe 5 vermischen. Alles dann mit einem Spatel wieder nach unten schieben.
3. Gleich darauf Öl und Kürbis-Petersilien-Mischung hinzugeben und 3 Min. bei 120 °C auf Stufe 1 dünsten. Anschließend Grünkern, Wasser und Gemüsebrühwürfel hinzugeben und 15 Min. bei 100 °C auf Stufe 1 garen lassen. Die Mischung ca. 20 Minuten quellen lassen, ab und zu umrühren.
4. Nun den Mixtopf wieder in das Gerät einsetzen, Eier, Paniermehl,

Kreuzkümmel, Salz und Pfeffer hinzugeben und alles 25 Sek. auf Stufe 4 vermischen. Mit feuchten Händen aus der Masse 14 Laibchen formen und bei mittlerer Hitze in einer Pfanne mit Öl 7 Minuten goldbraun anbraten. Noch warm servieren.

Tipp: Für Kinder gerne die Lieblingssoße dazu reichen und, wenn möglich, einen frischen gemischten Salat, um die Tagesdosis an Gemüse mit diesem Rezept zu erreichen.

CURRY-HÄHNCHEN MIT BROKKOLISALAT

Nährwerte pro Portion: 1689 kJ / 400 kcal, 22 g Kohlenhydrate, 11 g Fett, 46 g Eiweiß

Zutaten für 4 Portionen:

Brokkoli-Salat:

50 g Cashewkerne, gesalzen

500 g Brokkoli, gestückelt

1 TL Salz

Curry-Hähnchen:

20 g Ingwer, frisch

2 Knoblauchzehen

2 Schalotten

1 rote Chilischote, frisch

1 gelbe Paprika, gestückelt

2 rote Paprika, gestückelt

10 ml Öl

500 g Hähnchenbrustfilet, geschnitten

½ TL Salz

2 TL Curry

1 Würfel Hühnerbrühe (für 0,5 l)

500 g Joghurt

1 TL Johannisbrotkernmehl

25 ml Limettensaft

Zubereitung:

Brokkoli-Salat:

1. Als Erstes die Cashewkerne auf einem separaten Schneidebrett zerkleinern und beiseitestellen.
2. Dann Brokkoli und Salz im Mixtopf 6 Sek. auf Stufe 5 zerkleinern. In den Varoma-Behälter umfüllen. Gut verschließen und den Mixtopf auswaschen.

Joghurt-Curry-Hähnchen:

1. Ingwer, Knoblauch, Zwiebeln und Chili im Mixtopf 4 Sek. auf Stufe 6 zerkleinern und nach unten schieben. Anschließend Paprika hinzugeben, 4 Sek. auf Stufe 5 vermengen und gleich darauf Öl, Hähnchen, Salz, Curry, Joghurt, Johannisbrotkernmehl und

Limettensaft hinzugeben. Danach Varoma aufstecken und alles ca. 20 Min. auf Stufe 2 garen lassen. Wenn alles fertig ist, Joghurt-Curry-Hähnchen mit dem Brokkolisalat anrichten und mit Cashewkernen garnieren. Fertig!

GEMÜSEBRATLINGE MIT RADIESCHENSALSA

Nährwerte pro Portion: 1565 kJ / 374 kcal, 15 g Kohlenhydrate, 27 g Fett, 14 g Eiweiß

Zutaten für 4 Portionen:

Radieschensalsa:

1 Bund Radieschen

1 Schalotte

10 g mittelscharfer Senf

25 ml Weißweinessig

35 ml Olivenöl

½ TL Salz

2 Prisen Pfeffer

15 g Kapern, eingelegt

Bratlinge:

460 ml Wasser

500 g Brokkoli ohne Stiele

70 g Mandeln

30 g Sojamehl oder Sonnenblumenmehl

20 g Paniermehl

30 g Haferflocken

1 gestr. TL Salz

¼ TL Pfeffer

Zubereitung:

Radieschensalsa:

1. Zunächst Radieschen, Zwiebel, Senf, Essig, Olivenöl, Salz und Pfeffer im Mixtopf 4 Sek. auf Stufe 4.5 zerkleinern.
2. Anschließend Kapern hinzugeben und 5 Sek. auf Stufe 2 vermischen, umfüllen und in den Kühlschrank stellen.

Bratlinge:

1. Nun 400 g Wasser in den Mixtopf füllen, Varoma-Behälter aufstecken, Brokkoli hineinlegen und Varoma gut verschließen. 16 Min. auf Stufe 1 garen lassen. Danach den Brokkoli ca. 15 Minuten abkühlen lassen.
2. In der Zwischenzeit die Mandeln im leeren Mixtopf 10 Sek. auf Stufe

8 zermahlen, anschließend Sojamehl mit 60 ml Wasser in einer Schüssel glattrühren.

3. Die Hälfte der Brokkoliröschen, angerührtes Sojamehl, Paniermehl, Haferflocken, Salz und Pfeffer in den Mixtopf geben und 5 Sek. auf Stufe 5 vermengen.

4. Zuletzt den restlichen Brokkoli hinzugeben, 5 Sek. auf Stufe 4 unterrühren, aus der Brokkolimischung ca. 8 Bratlinge formen und in einer Pfanne von beiden Seiten goldbraun braten. Brokkolibratlinge warm mit der Radieschensalsa servieren und genießen.

KAROTTEN-CURRY-NUDELSALAT

Nährwerte pro Portion: 1522 kJ / 364 kcal, 49 g Kohlenhydrate, 11 g Fett, 12 g Eiweiß

Zutaten für 2 Portionen:

1 l Wasser
300 g Karotten, in Stifte geschnitten
2 TL Sesam
120 g Vollkornnudeln, z. B. Penne
3 Stängel Petersilie oder Koriander
80 g Saure Sahne
10 ml Zitronensaft
1 ½ TL Curry
1 ½ TL Salz
½ TL Pfeffer
1 TL Honig
1 TL Senf
3 EL Sojasauce

Zubereitung:

1. Als Erstes das Wasser in den Mixtopf füllen, den Varoma-Behälter aufstecken und die Karotten darin verteilen. Anschließend 12 Min. auf Stufe 1 garen lassen. Währenddessen Sesam in einer Pfanne ohne Öl anrösten.
2. Danach den Varoma entfernen, Nudeln und Salz in den Mixtopf geben, Varoma wieder aufsetzen und die Nudeln je nach Packungsanleitung bei 100 °C auf Stufe 2 „al dente“ kochen.
3. Fertige Nudeln abgießen und die Karotten untermischen. Den Mixtopf auswaschen.
4. Petersilie zerkleinern und Saure Sahne, Zitronensaft, ½ TL Salz sowie Pfeffer, Curry, Honig, Senf und Sojasauce zugeben. Alles zusammen 10 Sek. auf Stufe 4 verrühren.
5. Abschließend die Nudeln unter das Dressing heben und abschmecken. Mit Sesam und Petersilie garniert servieren.

Tipp: Das Dressing kann auch super aufbewahrt werden und immer zu frischen Nudeln gereicht werden.

TOMATEN-FALAFEL

Nährwerte pro Stück: 167 kJ / 40 kcal, 5 g Kohlenhydrate, 1 g Fett, 2 g Eiweiß

Zutaten für 50 Stück:

Falafel:

500 g Kichererbsen, getrocknet
1 Zwiebel, halbiert
3 Knoblauchzehen
½ Bund Blattpetersilie
3 Stängel Minze
2 ½ TL Kreuzkümmel
2 ½ TL Salz
30 ml Wasser
½ TL Weinstein-Backpulver
Öl zum Braten

Tomatenrelish:

½ TL Petersilie oder Koriander
1 Zitrone
450 g frische Tomaten
100 g frische Gurke
90 g grüne Paprika, gestückelt
1 TL Honig
½ TL Sambal Oelek oder Tabasco
1 Prise Salz
2 Prisen Pfeffer

Zubereitung:

Falafel:

1. Kichererbsen in einen abgedeckten Topf geben und kaltes Wasser hinzufügen. Mindestens 8 Stunden einweichen und im Gareinsatz abtropfen lassen.
2. Die fertigen Kichererbsen sowie Zwiebel, Knoblauch, Petersilie, Koriander, Kreuzkümmel, Salz, Wasser und Backpulver in den Mixtopf geben und 45 Sek. auf Stufe 9 pürieren. 30 Minuten stehen lassen.
3. Je einen TL von der Falafelmischung nehmen und kleine Bällchen daraus formen. Wenn der Teig zu nass ist, einfach ein bisschen Mehl hinzugeben, um die Flüssigkeit aufzufangen.

4. Falafel in einer Pfanne mit ausreichend Öl goldbraun frittieren. Die fertigen Falafeln auf Küchenpapier geben und den Mixtopf ausspülen.

Tomatenrelish:

1. Petersilie und Zitronenschale im Mixtopf 8 Sek. auf Stufe 8 zerkleinern. Tomaten, Gurke, Paprika, Honig, Sambal Oelek oder Tabasco, Salz, Pfeffer und Zitronensaft hinzugeben, 2 Sek. auf Stufe 7 zerkleinern und mit Salz und Pfeffer würzen. Auf einem Teller anrichten und noch warm servieren.

Tipp: Falafel ist eine super Proteinquelle. Für die fünf Portionen Gemüse am Tag eignet sich hier noch ein bunt gemischter Salat.

VOLLKORN-WRAPS NACH ORIENTALISCHER ART

Nährwerte pro Portion: 1800 kJ / 430 kcal, 37 g Kohlenhydrate, 13 g Fett, 34 g Eiweiß

Zutaten für 2 Portionen:

200 g Rotkohl, gestückelt
2 Stängel Petersilie
10 ml Zitronensaft
½ TL Salz
2 Prisen Pfeffer
75 g Sojahack, Bio
150 ml Wasser, kochend
1 Würfel Gemüsebrühe, aufgelöst
15 g Haferflocken
10 g Leinsamen
30 g Roggenkörner
2 Eier
250 g Joghurt
1 Knoblauchzehe
1 Schalotte
1 TL Curry
½ TL Zimt

Zubereitung:

1. Backofen auf 180 °C vorheizen. Ein Backblech mit Backpapier auslegen. Anschließend Rotkohl, Zitronensaft, Petersilie, ½ TL Salz und Pfeffer im Mixtopf 7 Sek. auf Stufe 4.5 zerkleinern und in eine Schüssel umfüllen. Den Mixtopf gut auswaschen.
2. Nun eine Schüssel auf den Mixtopfdeckel stellen, Sojahack und kochendes Wasser einlassen, Brühe hinzugeben, vermischen und 15 Minuten ziehen lassen.
3. In der Zwischenzeit Haferflocken, Leinsamen und Roggenkörner im Mixtopf 20 Sek. auf Stufe 10 zerkleinern und mithilfe des Spatels nach unten schieben. Anschließend Eier, 150 g Joghurt und 1 gestrichenen TL Salz hinzugeben, 30 Sek. auf Stufe 4 vermengen und auf das vorbereitete Backblech geben. Die Masse gleichmäßig auf dem

Backblech verteilen und 20 Minuten goldbraun backen. In dieser Zeit Mixtopf wieder ausspülen und Sojahack in einem Sieb abtropfen lassen.

4. Dann die Zwiebel und den Knoblauch in den Mixtopf geben und 5 Sek. auf Stufe 5 zerkleinern.

5. Das Sojahack, Curry und Zimt hinzugeben, den Gareinsatz als Spritzschutz auf den Mixtopfdeckel geben und 4 Min. bei 120 °C auf Stufe 1 andünsten.

6. Die fertige Masse aus dem Ofen nehmen und 5 Min. abkühlen lassen. Backpapier vom Teig lösen und längs halbieren. Anschließend die Sojamischung auf den 2 Teigstreifen verteilen und bei der Längsseite ca. 2 cm frei lassen. Das Ganze mit zerkleinertem Rotkohl belegen und von der Längsseite her eng einrollen.

7. Beide Rollen jeweils in zwei gleiche Stücke schneiden und in Butterbrotpapier wickeln, so kann man es besser mit den Händen essen. Als Dip eignet sich der Joghurt. Fertig ist das Gericht!

KÄSE-CRÊPES AUS BUCHWEIZEN

Nährwerte pro Stück: 1191 kJ / 285 kcal, 19 g Kohlenhydrate, 17 g Fett, 14 g Eiweiß

Zutaten für 6 Stück:

20 g frische Kräuter, gemischt
150 g Buchweizen
30 g Sahne
3 Eier
1 TL Salz
¼ l Wasser
Butter zum Anbraten
200-250 g Camembert
Pfeffer

Zubereitung:

1. Als Erstes die Kräuter auf einem separaten Brett zerkleinern und beiseitestellen.
2. Nun den Buchweizen im Mixtopf 30 Sek. auf Stufe 10 zermahlen. Anschließend Eier, Salz, Wasser und Sahne hinzugeben, 15 Sek. auf Stufe 5 verrühren und 1 Stunde quellen lassen.
3. Danach etwas Butter in einer Pfanne erhitzen und nacheinander 6 Crêpes darin backen. Anschließend warmhalten.
4. Backofen auf 120 °C vorheizen und ein Backblech mit Backpapier auslegen.
5. Nun Camembert in 24 schmale Scheiben schneiden und je 4 Scheiben Käse und 1-2 TL Kräuter auf eine Hälfte eines Crêpe geben. Mit Pfeffer würzen und die andere Hälfte darüber klappen.
6. Die zusammengeklappten Crêpes auf das vorbereitete Backblech legen und ca. 6 Minuten im Ofen backen, damit der Käse gut schmilzt. Die fertigen Crêpes gerne mit Kräutern bestreuen und servieren.

KÜRBIS-PETERSILIE-PFANNKUCHEN

Nährwerte pro Portion: 2158 kJ / 516 kcal, 58 g Kohlenhydrate, 19 g Fett, 26 g Eiweiß

Zutaten für 4 Portionen:

1 Bund Blattpetersilie
200 g Kürbisfleisch, gestückelt
1 Zwiebel
4 Eier
350 g Buttermilch
Salz und Pfeffer
2 Prisen Muskat
½ TL Backpulver
30 g Kürbiskerne
200 g Sahnequark
250 g Mehl
200 g Saure Sahne
Currypulver (optional)

Zubereitung:

1. Zuerst die Petersilie separat auf einem Brett zerkleinern sowie zerhacken und anschließend in eine separate Schüssel umfüllen.
2. Nun Kürbis und Zwiebel im Mixtopf 6 Sek. auf Stufe 5 ebenfalls zerkleinern und in eine Schüssel umfüllen.
3. Anschließend Eier, Buttermilch, 1 TL Salz, ½ TL Pfeffer und Muskatpulver in den leeren Mixtopf geben und 10 Sek. auf Stufe 3 vermengen. Dann das Mehl und das Backpulver ebenfalls hinzugeben und 30 Sek. auf Stufe 4 vermischen.
4. Gleich darauf die Kürbis-Zwiebel-Mischung und die Kürbiskerne hinzugeben, ca. 10 Sek. auf Stufe 3 verrühren und danach 12-15 Minuten abgedeckt quellen lassen.
5. In der Zwischenzeit den Backofen auf 220 °C vorheizen und ein Backblech belegen.
6. Den fertig gequollenen Teig auf dem vorbereiteten Backblech gut verteilen und ca. 23 Minuten lang backen. Diese Zeit nutzen, um den

Petersiliendip vorzubereiten.

Hierfür Quark, saure Sahne, die restliche zerkleinerte Petersilie, Pfeffer und Salz in den ausgespülten Mixtopf geben, 10 Sek. auf Stufe 3 vermengen und anschließend zum Kürbispfannkuchen servieren. Fertig!

GRIESS-NOGGERL ALS SUPPENEINLAGE

Nährwerte pro Portion: 542 kJ / 125 kcal, 11 g Kohlenhydrate, 7 g Fett, 4 g Eiweiß

Zutaten für 6 Portionen:

150 ml Milch
40 g Butter
½ TL Salz
2 Prisen Muskat
80 g Hartweizengrieß
1 EL getrockneter Kerbel (optional)
1 Ei

Zubereitung:

1. Milch, Butter, Salz und Muskatpulver im Mixtopf 2 Min. bei 90 °C auf Stufe 1 vermischen und warm machen.
2. Grieß und Kerbel hinzufügen und 10 Sek. auf Stufe 4 ebenfalls vermischen. Falls es sich an den Seiten ablagert, mit dem Spartel ein wenig nach unten schieben.
3. Anschließend 2 Min und 30 Sek. bei 100 °C auf Stufe 3 garen lassen. Den Noggerlteig ungefähr 20 Minuten im Mixtopf ziehen lassen.
4. Als Letztes das Ei hinzugeben und 10 Sek. auf Stufe 3 unterrühren. Aus der fertigen Mischung mithilfe eines kleinen Löffels oder mit der Hand kleine Klöße formen und in einen Topf mit Brühe geben. Alles dann noch einmal im sprudelnden Wasser ca. 13 Minuten kochen lassen, bis die Klöße an der Oberfläche schwimmen. Fertig!

Tipp: In die Gemüsebrühe gerne frisches Wurzelgemüse geben, beispielsweise Karotten, Sellerie und Petersilie. Das ist nicht nur gesund, sondern verleiht der Brühe einen würzigen Geschmack!

KICHERERBSEN-MINESTRONE

Nährwerte pro Portion: 687 kJ / 164 kcal, 19 g Kohlenhydrate, 6 g Fett, 8 g Eiweiß

Zutaten für 8 Portionen:

300 g Kichererbsen aus der Dose
1 l Wasser
1 Zwiebel
2 Knoblauchzehen
30 ml Olivenöl
½ Bund Petersilie
40 g Tomatenmark
1 ½ Bio Gemüsebrühe-Würfel
Salz und Pfeffer
100 g Karotten in Scheiben
150 g Staudensellerie in Scheiben

Zubereitung:

1. Den halben Bund Petersilie separat mit einem Messer zerkleinern und in eine Schüssel füllen.
2. Nun Knoblauch und Zwiebel im Mixtopf 3 Sek. auf Stufe 5 zerkleinern. Das Öl hinzufügen und nochmals 2 Min. bei 120 °C auf Stufe 2 andünsten.
3. Tomatenmark, Gemüsebrüh-Würfel, 1 l Wasser, Kichererbsen, Salz und Pfeffer hinzugeben und alles 50 Min. bei 100 °C Stufe 3 kochen lassen.
4. Karotten und Staudensellerie ebenfalls zugeben und noch einmal alles zusammen 16 Min. bei 100 °C auf Stufe 2 garen. Bei Bedarf auf eine höhere Stufe stellen.
5. Am Schluss die Suppe würzen und abschließend mit der gehackten Petersilie garnieren und servieren.

ROTE-LINSEN-KOKOS-SÜPPCHEN

Nährwerte pro Portion: 364 kcal, 19 g Kohlenhydrate, 26 g Fett, 10 g Eiweiß

Zutaten für 4 Portionen:

4 Stängel Minze
150 g Joghurt
Salz
Pfeffer
1 Zwiebel, halbiert
15 g frischer Ingwer, geschnitten
20 ml Olivenöl
150 ml heißes Wasser
100 g rote Linsen
400 ml Kokosmilch (1 Dose)
400 g Dosentomaten, stückig
Chiliflocken (optional)
2 TL Zitronensaft
1 Würfel Gemüsebrühe für 0,5 l Wasser

Zubereitung:

1. Zunächst Minze im Mixtopf 5 Sek. auf Stufe 6 zerkleinern. In ein Schälchen umfüllen und mit Joghurt, Salz und Pfeffer verrühren.
2. Danach Ingwer und Zwiebel in den Mixtopf geben, 5 Sek. auf Stufe 6 zerkleinern, anschließend das Öl hinzugeben und 3 Min. bei 120 °C auf Stufe 1 dünsten.
3. Wasser, Linsen, Kokosmilch, Tomaten, Gewürzpaste, 6 Prisen Salz, 3 Prisen Pfeffer und Chiliflocken hinzufügen und 15 Min. bei 100 °C auf Stufe 1 kochen. Abschließend Suppe mit Zitrone würzen, abschmecken und mit Joghurt und Minze servieren.

BLUMENKOHLCREMESUPPE MIT BROKKOLI

Nährwerte pro Portion: 218 kcal, 9 g Kohlenhydrate, 16 g Fett, 5 g Eiweiß

Zutaten für 4 Portionen:

1 Knoblauchzehe
1 rote Zwiebel
300 g Blumenkohlröschen
100 g Kartoffeln, gestückelt
700 ml Gemüsebrühe
1 ½ EL Butter
150 g Sahne
120 g Brokkoliröschen
1 TL Salz
Pfeffer
Cayennepfeffer
1 Zitrone – davon Schale und Saft
8 Stängel Kerbel

Zubereitung:

1. Zu Beginn Knoblauch und Zwiebeln im Mixtopf 5 Sek. auf Stufe 5 zerkleinern. Mit dem Spatel nach unten schieben. Butter hinzugeben und 4 Min. auf Varoma Stufe 1 dünsten (ohne Messbecher).
2. Blumenkohlröschen und Kartoffeln hinzugeben und 4 Min. auf Varoma Stufe 1 dünsten.
3. Dann die Gemüsebrühe und Sahne in den Mixtopf hinzugeben, Varoma aufsetzen, Brokkoliröschen einwiegen, Varoma schließen und ca. 20 Min. bei 100 °C auf Stufe 1 garen.

Varoma absetzen. Salz, Pfeffer, Cayennepfeffer, Zitronenschale und -saft zur Suppe geben und 45 Sek. auf Stufe 5-9 schrittweise ansteigend pürieren. Abschmecken und Suppe garniert mit Brokkoliröschen und Kerbel servieren.

TOMATEN-KÜRBIS-SUPPE MIT SAHNE

Nährwerte pro Portion: 1100 kJ / 262 kcal, 11 g Kohlenhydrate, 20 g Fett, 4 g Eiweiß

Zutaten für 4 Portionen:

150 g Schlagsahne
50 g Schalotten, halbiert
30 ml Olivenöl
500 g Tomaten
500 g Butternuss-Kürbis, gestückelt
2 TL getrocknete Kräuter nach Wahl
0,5 l Gemüsebrühpulver
600 ml Wasser
Salz
Pfeffer
4 Stängel Basilikum

Zubereitung:

1. Rühraufsatz einsetzen und die Sahne in den Mixtopf füllen. Kurz auf Stufe 3 schlagen, bis die gewünschte Festigkeit erreicht ist. Anschließend in eine separate Schüssel umfüllen und in den Kühlschrank stellen.
2. Schalotten in den ausgespülten Mixtopf geben und 5 Sek. auf Stufe 5 zerkleinern. Das Öl hinzugeben und 3 Min. bei 120 °C auf Stufe 1 andünsten lassen. Zwischenzeitlich alle Tomaten in den Varoma-Behälter hineinlegen und gut verschließen.
3. Nachfolgend den Kürbis, Kräuter, Gewürzpaste und gesalzenes Wasser in den Mixtopf geben und 12 Min. im Varoma auf Stufe 1 garen. Wenn alles fertig ist, den Varoma abnehmen, Messbecher einsetzen und weitere 8 Min. bei 100 °C auf Stufe 1 garen lassen. In dieser Zeit die Tomaten abtropfen lassen und häuten. Tomaten vierteln und in den Mixtopf geben. Nochmals 3 Minuten bei 90 °C auf Stufe 1 kochen lassen.

4. Nun kommt das Pürieren. Dazu die Suppe 10 Sekunden lang auf Stufe 7 pürieren und gut würzen. Auf die fertige Suppe ein paar Löffel Sahne träufeln lassen und mit dem Basilikum dekorieren. Fertig!

HÄHNCHEN-TOMATEN-SUPPE

Nährwerte pro Portion: 1080 kJ / 259 kcal, 10 g Kohlenhydrate, 9 g Fett, 28 g Eiweiß

Zutaten für 4 Portionen:

50 g Sesam
2 Hähnchenbrustfilets, geschnitten
½ TL Salz
2 Schalotten, halbiert
2 Stängel Rosmarin
2 Stängel Thymian
50 g getrocknete Tomaten
1 Knoblauchzehe
20 g Tomatenmark
1 TL Honig
1 TL Chiliflocken
60 g Weißwein
3 Dosentomaten mit Basilikum
300 ml Wasser
0,5 l Gemüsebrühwürfel
Pfeffer
20 ml Zitronensaft (optional)
4 Stängel Basilikum, gehackt

Zubereitung:

1. Sesam in einer Pfanne anrösten und zum Abkühlen in eine flache Schale umfüllen. In der Zwischenzeit die Hähnchenstücke salzen und anschließend im gerösteten Sesam wälzen. Abschließend auf dem Varoma-Einlegeboden gut und gleichmäßig verteilen.
2. Als Nächstes die Schalotten, Rosmarin, Knoblauch, Thymian und getrocknete Tomaten im Mixtopf 5 Sek. auf Stufe 5 vermengen. Tomatenmark, Honig und Chiliflocken ebenfalls hinzugeben und 3 Min. im Varoma auf Stufe 1 mitdünsten. Danach den Weißwein zugeben, nochmals 2 Minuten lang verrühren und mit dem Weißwein alles ablöschen.
3. Anschließend Tomaten, Wasser, Gewürzpaste, Salz und Pfeffer zugeben, Varoma aufsetzen und 15 Min. auf Stufe 1 im Varoma garen

lassen.

4. Diesen nach der vorgegebenen Zeit absetzen und beiseitestellen. Nun die Tomatensuppe 1 Minute lang auf Stufe 7 pürieren und mit Zitronensaft abschmecken. Die Hähnchenwürfel in die Suppe geben und schon ist das Gericht fertig. Für das Auge und als abschließende Würze das Basilikum auf der Suppe verteilen und servieren.

KRÄUTER-GRIESS-NOGGERL IN ROTE-BETE-SUPPE

Nährwerte pro Portion: 1386 kJ / 331 kcal, 30 g Kohlenhydrate, 17 g Fett, 7 g Eiweiß

Zutaten für 6 Portionen:

Noggerl:

13 g gemischte, frische Kräuter
60 g Butter, gestückelt
Salz
200 ml Milch
1 Prise Muskat
150 g Hartweizengrieß
1 Ei

Rote-Bete-Suppe:

500 g Rote Bete (vakuumiert)
700 ml Wasser
150 ml Weißwein
2 geh. TL Gewürzpaste für Gemüsebrühe, selbst gemacht
25 g Mehl
Salz und Pfeffer
2 Prisen Muskat
100 g Sahne

Zubereitung:

Kräuter-Grieß-Klößchen:

1. Die Kräuter separat mit einem Messer zerkleinern und zur Seite stellen.
2. Milch, Butter, Salz und Muskat im Mixtopf 3 Min. bei 80 °C auf Stufe 1 erhitzen. Anschließend den Grieß hinzugeben und 2 Min und 30 Sek. bei 100 °C auf Stufe 3 aufkochen. Die Grießmischung muss 10 Minuten abkühlen. In der Zwischenzeit den Varoma-Behälter und den Einlegeboden einfetten.
3. Gespülten Mixtopf wieder in das Gerät setzen und das Ei mit den zerkleinerten Kräutern hinzugeben. Alles 15 Sek. auf Stufe 3 vermischen und in eine separate Schüssel umfüllen. Mithilfe eines

Löffels oder mit den Händen die Klöße formen und im Einlegeboden verteilen. Alles dann zur Seite stellen.

Rote-Bete-Suppe:

1. Rote Bete, Wasser, Weißwein, Gewürzpaste, Mehl, Salz, Muskat und Pfeffer im Mixtopf 5 Sek. auf Stufe 3 vermischen.

2. Varoma mit Einlegeboden aufsetzen und alles 25 Min auf Stufe 2 garen. Danach den Varoma beiseitestellen und die Sahne in den Mixtopf füllen. Messbecher einsetzen und 1 Min. 30 Sek. auf Stufe 5-10 pürieren. Die fertige Suppe würzen und auf tiefe Teller gießen. Kräuter-Grieß-Noggerl hineinlegen und heiß servieren.

BASILIKUM PESTO

Nährwerte pro Portion: 1574 kJ / 376 kcal, 1 g Kohlenhydrate, 38 g Fett, 9 g Eiweiß

Zutaten für 4 Portionen:

1 Bund frisches Basilikum
80 g Parmesan, gestückelt
1 Knoblauchzehe
50 g Pinienkerne
100 ml Olivenöl
½ TL Salz

Zubereitung:

1. Basilikum, Parmesan, Knoblauch und Pinienkerne im Mixtopf 15 Sek. auf Stufe 7 zerkleinern und vermengen.
2. Anschließend das Olivenöl und das Salz hinzugeben und 20 Sek. auf Stufe 4 verrühren, bis die gewünschte Festigkeit erreicht ist. Fertig!

Tipp: Das Pesto ist vielseitig einsetzbar und kann als gesunde Alternative, z. B. als Nudelsoße oder Brotaufstrich, verwendet werden. Es passt ebenso prima zu Salaten und Snacks!

MOZZARELLA-SPIESSE MIT PESTO

Nährwerte pro Portion: 1009 kJ / 241 kcal, 1 g Kohlenhydrate, 22 g Fett, 11 g Eiweiß

Zutaten für 8 Portionen:

60 g Parmesan, gestückelt
30 g Pinienkerne
2 Knoblauchzehen
1 Pck. italienische Kräuter, frisch oder TK
80 ml Olivenöl
300 g Mozzarella, in Kugeln
1 Bund Basilikum

Zubereitung:

1. Zuerst Parmesan, Pinienkerne, Knoblauch und Kräutermischung im Mixtopf 10 Sek. auf Stufe 7 zerkleinern und vermischen. Anschließend das Öl hinzugeben und 30 Sek. auf Stufe 5 verrühren, bis ein cremiges Pesto entsteht. Das Ganze in eine Schüssel umfüllen.
2. Abwechselnd Mozzarellakugeln und Basilikumblätter aufspießen und mit dem Pesto vermischen. Am besten 2 Stunden kaltstellen, das ist jedoch kein Muss. Fertig sind die Spieße!

Tipp: Dieses Gericht eignet sich prima für Feste oder zum Grillen im Garten. Ebenso ist dies ein gesunder Snack für zwischendurch.

PESTO-SCHNECKEN MIT FRISCHKÄSE

Nährwerte pro Stück: 1019 kJ / 244 kcal, 29 g Kohlenhydrate, 11 g Fett, 6 g Eiweiß

Zutaten für 10 Stück:

160 ml Wasser
½ Würfel Hefe
1 Prise Zucker
350 g Vollkornmehl
25 ml Öl
Salz
50 g Basilikum-Pesto, gerne selbst gemacht
200 g Frischkäse
20 g Speisestärke

Zubereitung:

1. Wasser, Hefe und Zucker im Mixtopf 2 Min. bei 36 °C auf Stufe 2 erwärmen.
2. Anschließend Mehl, Öl und Salz zugeben, 1 Min. 30 Sek. kneten und den fertigen Teig umfüllen. Diesen dann 45 Minuten in einer separaten Schüssel gehen lassen. Zwischenzeitlich 2 Backbleche mit Backpapier belegen und gleichzeitig den Backofen auf 180 °C vorheizen.
3. Ebenso in der Zwischenzeit den Frischkäse, Pesto und Speisestärke in den ausgewaschenen Mixtopf geben und 10 Sek. auf Stufe 2.5 verrühren.
4. Den Teig nach der Ruhezeit auf einer Arbeitsfläche rechteckig ausrollen und Frischkäsecreme auf dem Teig verteilen. Wichtig dabei: Ringsum einen Rand von ca. 2 cm frei lassen! Die Rechtecke von der Querseite her eng aufrollen und die Teigrolle in ca. 10 Scheiben schneiden. Frischkäse-Pesto-Schnecken auf die vorbereiteten Backbleche legen und 20-25 Minuten backen. Heiß oder kalt servieren.

ZUCCHININUDELN MIT SESAMLACHS UND AVOCADO-PESTO

Nährwerte pro Portion: 1823 kJ / 436 kcal, 10 g Kohlenhydrate, 32 g Fett, 24 g Eiweiß

Zutaten für 2 Portionen:

Avocado-Pesto:

30 g Parmesan, gestückelt
10 g Pinienkerne
1 Knoblauchzehe
100 g Avocado
10 ml Zitronensaft
10 ml Olivenöl
1 Bund Basilikum (optional)

Zucchininudeln und Sesamlachs:

500 g Zucchini
Salz zum Würzen
500 ml Wasser
100 g Lachsfilet in Würfel
Pfeffer zum Würzen
je 2 EL heller Sesam und schwarzer Sesam
1 TL Sesamöl

Zubereitung:

Avocado-Basilikum-Pesto:

1. Zuerst Parmesan, Pinienkerne und Knoblauch im Mixtopf 15 Sek. auf Stufe 10 zerkleinern und vermischen.
2. Eventuell Basilikum, Avocado, Zitronensaft und Öl ebenso hinzugeben, 20 Sek. auf Stufe 7 zerkleinern und in eine separate Schüssel geben.

Zucchininudeln und Sesamlachs:

1. Zucchini mithilfe eines Spiralschneiders oder einer Zucchini-Nudel-Maschine zu "Nudeln" verarbeiten und in den Varoma-Behälter legen. Abschließend salzen und den Varoma luftdicht verschließen. Nun Wasser in den Mixtopf geben, Varoma ebenso einsetzen und 12 Min. auf Stufe 1 garen lassen. Währenddessen den Lachs mit Salz und Pfeffer

würzen und im gemischten Sesam wälzen. Anschließend in einer Pfanne mit Sesamöl von allen Seiten anbraten, bis der Lachs knusprig ist.

2. Die fertigen Zucchininudeln mit dem Pesto vermischen und mit dem Sesamlachs auf den Tellern verteilen. Fertig!

SALAT-BOWL MIT GARNELEN

Nährwerte pro Portion: 1447 kJ / 346 kcal, 16 g Kohlenhydrate, 21 g Fett, 19 g Eiweiß

Zutaten für 4 Portionen:

200 g Tofu, fest, gewürfelt
200 g Garnelen, frisch oder TK
3 EL Sojasauce
20 g Schalotten
1 Knoblauchzehe
2 Stängel Petersilie
1 Limette
300 g grüne Bohnen
50 ml Olivenöl
2 EL Agavendicksaft
50 ml Orangensaft
Pfeffer und Salz
500 ml Wasser
2 EL Sesamöl
200 g Champignons
100 g frischer Blattspinat
4 Mini-Maiskolben aus der Dose

Zubereitung:

1. Falls Garnelen tiefgefroren sind, diese als Erstes auftauen lassen. Danach Tofu und Garnelen mit der Sojasauce vermengen und kaltstellen.
2. Schalotten, Knoblauch, Petersilie, Limettenschale, Limettensaft, Olivenöl, Honig, Orangensaft, Salz und Pfeffer im Mixtopf 40 Sek. auf Stufe 5 vermischen und in eine separate Schüssel umfüllen.
3. Nun das Wasser in den Mixtopf füllen und den Varoma-Behälter aufsetzen. Darin die Bohnen einwiegen, Varoma gut verschließen und 10 Min. auf Stufe 1 garen lassen.
4. Gegarte Bohnen umfüllen, mit 2 TL Dressing vermischen und abkühlen lassen. Anschließend Sesamöl in einer Pfanne erhitzen, Champignons anbraten und separat umfüllen. Tofu und Garnelen mit der Marinade in die benutzte Pfanne geben und ebenfalls braten. Nun

alle Zutaten in eine Servierschüssel geben: Pilze, Spinat, Sprossen, Maiskölbchen, Tofu, Garnelen und Bohnen dekorativ anrichten und mit dem restlichen Dressing überziehen. Falls vorhanden, gerne mit einer Handvoll Kräuter und einer Handvoll Salatkörner garnieren und servieren.

HÄHNCHEN-SALAT MIT KAROTTEN UND AVOCADO

Nährwerte pro Portion: 1416 kJ / 338 kcal, 14 g Kohlenhydrate, 20 g Fett, 22 g Eiweiß

Zutaten für 6 Portionen:

40 ml Pflanzenöl
300 g Hähnchenbrust, in Streifen geschnitten
Paprikapulver
4 gekochte Eier
1 Eisbergsalat
300 g Karotten, gestückelt
2 rote Paprika
20 g Zucker
200 g Joghurt
60 g Parmesan, gestückelt
½ Bund Petersilie
Pfeffer und Salz
1 TL mittelscharfer Senf
1 Avocado, in kleinen Stückchen

Zubereitung:

1. Die Hälfte des Öls mit dem Hähnchen und der Paprika in den Mixtopf geben, Spritzschutz auf den Mixtopfdeckel setzen und kurz und kraftvoll anbraten. In der Zwischenzeit Eier und Salat in kleine Stücke schneiden und in eine geeignete Schüssel geben. Angebratenes Fleisch ebenfalls in die Salatschüssel geben.
2. Das restliche Öl und die Karotten in den Mixtopf geben und mit dem Spritzschutz anbraten lassen. In der Zwischenzeit Paprika in mundgerechte Stücke schneiden und ebenso in die Salatschüssel hinzugeben. Dann ca. 20 g des Zuckers in den Mixtopf geben und etwas karamellisieren lassen, anschließend in die Salatschüssel umfüllen und den Mixtopf kalt ausspülen.
3. Nun den Parmesan und die Petersilie in den Mixtopf geben, 8 Sek. auf Stufe 10 zerkleinern, vermischen und abschließend Joghurt, Salz,

Pfeffer, Senf und 1-2 Prisen Zucker zugeben. Alles 10 Sek. auf Stufe 4 vermengen. Das Dressing mit der Avocado in die Schüssel zugeben und nach Lust und Laune würzen. Fertig!

Tipp: Zu dem Salat passt am besten Brot. Gerne Vollkornbrot verwenden, um unnötiges Weizenmehl zu vermeiden.

SALSA-SALAT MIT FETA UND AVOCADO

Nährwerte pro Portion: 2490 kJ / 595 kcal, 13 g Kohlenhydrate, 51 g Fett, 13 g Eiweiß

Zutaten für 2 Portionen:

20 g Tortilla-Chips
40 g Oliven, schwarz oder grün
½ Bund Petersilie
20 ml Olivenöl
10 ml Weißweinessig
½ TL Salz
½ TL Pfeffer
1-2 Prisen Zucker
2 Paprika, gemischt und in Streifen geschnitten
1 Avocado, gewürfelt
100 g Feta, zerkrümelt

Zubereitung:

1. Als Erstes die Tortilla-Chips zerbröseln, in eine extra Schale füllen und beiseitestellen.
2. Dann die Oliven in den Mixtopf geben, 3 Sek. auf Stufe 5 zerkleinern und ebenfalls in eine gesonderte Schale umfüllen. Dasselbe mit der Petersilie machen und zu den Oliven hinzufügen.
3. Nun Öl, Essig, Salz, Pfeffer und Zucker im Mixtopf 10 Sek. auf Stufe 4 vermischen. Das entstandene Dressing mit Paprika, Avocado und Feta in die Schüssel geben, vermischen, würzen und in Gläser oder Schüsseln füllen. Abschließend mit Tortilla-Chips bestreuen und servieren.

KARTOFFEL-LACHS-GRATIN MIT DILL

Nährwerte pro Portion: 2800 kJ / 671 kcal, 31 g Kohlenhydrate, 41 g Fett, 42 g Eiweiß

Zutaten für 4 Portionen:

200 g Schalotten
20 ml Olivenöl
500 g Kartoffeln, gestückelt
400 ml Wasser
2 TL Salz
150 g Blattspinat, frisch
500 g Lachsfilet, gestückelt
13 g Dill
150 g Frischkäse
250 ml Milch
4 Eier
2 Prisen Pfeffer

Zubereitung:

1. Zunächst Zwiebeln im Mixtopf 5 Sek. auf Stufe 5 zerkleinern und nach unten schieben. Anschließend Öl hinzugeben und weitere 5 Min. bei 120 °C auf Stufe 1 andünsten. In der Zwischenzeit eine Auflaufform einfetten und Zwiebeln darin gleichmäßig verteilen.
2. Dann Kartoffeln, Wasser und 1 TL Salz in den leeren Mixtopf hineingeben, Varoma-Behälter aufsetzen, Spinat hineinlegen und alles gut verschließen. Das Ganze 10 Min. bei 100 °C auf Stufe 3 garen lassen und den Backofen auf 190 °C vorheizen.
3. Jetzt Varoma wieder absetzen und die Kartoffeln abgießen. Diese anschließend zu den Zwiebeln in die Auflaufform geben. Spinat ebenfalls abtropfen lassen und mit Zwiebeln und Kartoffeln in der Auflaufform vermischen. Nun den Lachs darauf verteilen.
4. Als letzten Schritt Dill, Frischkäse, Milch, Eier, 1 TL Salz und Pfeffer in den Mixtopf hinzugeben und 10 Sek. auf Stufe 5 vermischen. Diese Mischung dann über dem Auflauf verteilen und 40 Minuten (bei 190 °C) backen. Das fertige Gericht heiß servieren.

Gesunde Nachspeisen und Snacks

In diesem letzten Kapitel geht es darum, dass die Nachspeisen nicht immer vor Kalorien und Zucker triefen müssen, sondern dass es viele Süßspeisen und Snacks ganz ohne unnötigen Zuckerzusatz gibt. Ich will dich ermutigen, diese Speisen auszuprobieren und selbst andere zu inspirieren! Die nachfolgenden Rezepte eigenen sich super für besondere Anlässe und festliche Gelegenheiten, aber auch als Nachtisch zu Hause. Zudem sind ein paar Rezepte dabei für die kleinen Naschattacken zwischendurch – diese in Maßen, aber dafür in vollen Zügen genießen. Viel Erfolg!

Nachspeisen

KIRSCH-KÄSE-KUCHEN AUF NUSSBODEN

Nährwerte pro Portion: 1589 kJ / 379 kcal, 51 g Kohlenhydrate, 14 g Fett, 11 g Eiweiß

Zutaten für 12 Stücke:

Teig:

50 g Haferflocken
180 g gemischte Nüsse oder Walnüsse
120 g Datteln, getrocknet
30 g Haselnusskerne
100 g Kakaopulver
1 Prise Zimt
½ TL Vanille, gemahlen
2 EL Kokosöl oder Olivenöl
Wasser

Belag:

500 g Magerquark
80 g Speisestärke
1 Dose Kokosmilch
200 g Zucker
1 Glas Schattenmorellen
3 Eier
20 g Kokosraspeln zur Deko

Zubereitung:

Teig:

1. Für den Boden alle Zutaten im Mixtopf 15 Sek. auf Stufe 5 zerkleinern und vermischen, bis ein klebriger Teig entsteht. Diesen danach in eine eingefettete Kuchenform geben und den Boden damit auslegen, sodass keine freie Stelle entsteht. Ca. 1,5 cm hoch verteilen. Die fertige Springform dann in den Kühlschrank stellen und mit dem Belag fortfahren.

Belag:

1. Nun den Magerquark, Speisestärke, Kokosmilch, Zucker und Eier im Mixtopf 15 Sek. auf Stufe 5 vermischen und immer wieder nach unten

schieben. Weitere 5 Sek. auf Stufe 5 verrühren.

2. Anschließend die Hälfte der Kirschen und die Quarkmischung miteinander vermischen, bis eine cremige Konsistenz entsteht. Die Masse auf den Teigboden geben, gut verstreichen und zum Schluss die restlichen Kirschen verteilen. Den Kuchen in das Gefrierfach stellen und ca. 15 Min. vor dem Anschneiden wieder herausnehmen. Gerne mit verschiedenen Beeren weiter garnieren und servieren.

KALTER FRÜCHTETRAUM MIT SCHOKOLADE

Nährwerte pro Portion: 657 kJ / 157 kcal, 25 g Kohlenhydrate, 4 g Fett, 4 g Eiweiß

Zutaten für 4 Portionen:

60 g Zucker
300 g TK-Himbeeren
50 g Zartbitter-Schokolade, gestückelt
2 Eiweiß

Zubereitung:

1. Zuerst den Zucker im Mixtopf 10 Sek. auf Stufe 10 zu einem Pulver verarbeiten. Anschließend die gefrorenen Früchte und die Schokolade hinzugeben und nochmals 10 Sek. auf Stufe 8 vermengen.
2. Dann den Rühraufsatz einsetzen und das Eiweiß zugeben. 2 Min. auf Stufe 4 zu einem Eis aufschlagen und kühl servieren!

<u>Tipp</u>: Ein selbst gemachtes Eis ist ideal als Alternative zum gekauften Softeis. Es ist superlecker für zwischendurch und enthält keine Zusatzstoffe!

FROZEN YOGHURT MIT PISTAZIEN

Nährwerte pro Portion: 817 kJ / 196 kcal, 21 g Kohlenhydrate, 10 g Fett, 5 g Eiweiß

Zutaten für 6 Portionen:

1 Streifen Zitronenschale
100 g Sahne
80 g Zucker
50 g Pistazienkerne, geschält
750 g Joghurt

Zubereitung:

1. Zunächst die Zitronenschale und den Zucker im Mixtopf 20 Sek. auf Stufe 10 zu Pulver verarbeiten und nach unten schieben. Anschließend Joghurt hinzugeben, 10 Sek. auf Stufe 5 verrühren, umfüllen und 5-6 Stunden ins Gefrierfach stellen.
2. Nach dieser Zeit die Joghurtmischung 20 Minuten in den Kühlschrank stellen und anschließend in kleine Würfel schneiden.
3. Nun die Sahne zusammen mit den Würfeln in den Mixtopf geben und 12 Sek. auf Stufe 6 vermengen. Den fertigen Frozen Yoghurt am besten sofort servieren und mit Pistazienkernen garnieren.

NUSSKEKSE OHNE MEHL

Nährwerte pro Stück: 228 kJ / 55 kcal, 5 g Kohlenhydrate, 3 g Fett, 1 g Eiweiß

Zutaten für 50 Stück:

230 g Nüsse, z. B. Walnüsse, halbiert
3 Eier
250 g Rohrohrzucker
½ TL Backpulver
1 Prise Salz

Zubereitung:

1. Zuerst den Backofen auf 150 °C vorheizen und ein Backblech vorbereiten.
2. Anschließend Nüsse, Eier, Zucker, Backpulver und Salz im Mixtopf 40 Sek. auf Stufe 4 vermengen.
3. Nun den Teig möglichst dünn auf das vorbereitete Backblech streichen, den Rand frei lassen und ca. 53 Minuten im Ofen backen. Danach gut auskühlen lassen und die Kekse in kleine Stücke schneiden. Fertig.

ERDAPFELKUCHEN MIT MOHN

Nährwerte pro Stück: 735 kJ / 176 kcal, 30 g Kohlenhydrate, 4 g Fett, 5 g Eiweiß

Zutaten für 12 Stück:

4 Streifen Zitronenschale, unbehandelt
80 g Mohn
200 g Kartoffeln, gestückelt
220 g Weichweizengrieß
150 g Rohrohrzucker
1 Ei
1 Eiweiß
70 ml Milch
1 Pck. Backpulver

Zubereitung:

1. Zuerst den Backofen auf 220 °C vorheizen und eine Springform einfetten.
2. Anschließend Zitronenschale und Mohn im Mixtopf 30 Sek. auf Stufe 10 zermahlen, gleich danach die Kartoffeln hinzugeben und nochmals 5 Sek. auf Stufe 6 mixen.
3. Nun Weichweizengrieß, Zucker, Ei, Eiweiß, Milch und Backpulver hinzugeben, 20 Sek. auf Stufe 5 verrühren, in die eingefettete Kuchenform hineingeben und ca. 20 Minuten backen.
4. Den fertigen Kuchen ca. 7-9 Minuten in der Form abkühlen lassen, danach in Stücke schneiden und servieren.

BLÄTTERTEIGTÖRTCHEN MIT FRÜCHTEN

Nährwerte pro Portion: 1898 kJ / 454 kcal, 31 g Kohlenhydrate, 34 g Fett, 5 g Eiweiß

Zutaten für 490 g Blätterteig:

200 g Butter, gestückelt
200 g Dinkelmehl
90 ml kaltes Wasser
½ TL Salz
250 g reife Früchte, z. B. Aprikosen, Brombeeren, Blaubeeren, Himbeeren
3 EL Joghurt
1 TL Honig oder Agavendicksaft

Zubereitung:

1. Zuerst die Butter, das Mehl, das Wasser und das Salz im Mixtopf 20 Sek. auf Stufe 6 vermischen, bis ein krümeliger Teig entsteht. Diesen dann herausnehmen, ausrollen und in Frischhaltefolie wickeln. 20 Minuten in den Kühlschrank stellen.
2. In der Zwischenzeit Backofen auf 180 °C vorheizen und ein Backblech mit Backpapier auslegen.
3. Nach dieser Zeit den Teig auswickeln und auf eine bemehlte Arbeitsfläche legen. Mit einem Nudelholz zu einem längeren Rechteck ausrollen. Damit die Falz links ist, den Teig zu einem Drittel zusammenfalten und um 90° C drehen. Den Vorgang mit dem Teig 2 Mal wiederholen und diesen wieder ca. 20 Minuten kühl stellen (oder 5 Minuten ins Gefrierfach).
4. Den kalten Teig auf dem Backblech verteilen und kleine Törtchen damit formen. Dazu die Blätterteigstücke einzeln darauf verteilen. Auf jedes Törtchen nach Belieben das Obst verteilen und ca. 25 Minuten in

den vorgeheizten Ofen hineingeben. Anschließend die Törtchen kurz abkühlen lassen und mit Joghurt und Honig servieren.

Tipp: Dieses Gericht eignet sich prima als gesunde Alternative zum Kuchen oder für ein Picknick!

LECKERER FRÜCHTEQUARK FÜR JEDERMANN

Nährwerte pro Portion: 1305 kJ / 312 kcal, 25 g Kohlenhydrate, 16 g Fett, 16 g Eiweiß

Zutaten für 4 Portionen:

20 g Bananenchips
1 EL Kakaonibs
200 g Erdbeeren
20 g Vanillezucker
500 g Quark
80 ml Milch
50 g Honig

Zubereitung:

1. Bananenchips und Kakaonibs im Mixtopf 2 Sek. auf Stufe 6 zerkleinern und separat umfüllen.
2. Anschließend Vanillezucker zusammen mit den Erdbeeren in den Mixtopf geben, 1 Sek. auf Stufe 5.5 vermengen und schon einmal in 4 kleinen Gläschen verteilen.
3. Als letzten Schritt Quark, Milch und Honig im Mixtopf 30 Sek. auf Stufe 2.5 verrühren. Die fertige Quarkmischung über die Erdbeeren geben und als Deko die Bananenchips über der Masse verteilen. Gerne mit einem Minzblatt servieren und genießen!

LEICHTES FRUCHTEIS

Nährwerte pro Portion: 823 kJ / 196 kcal, 9 g Kohlenhydrate, 14 g Fett, 3 g Eiweiß

Zutaten für 2 Portionen:

45 g Erythrit (oder anderen Zuckerersatz)
300 g Fruchtmischung oder Beeren nach Wahl, TK
85 g fettreduzierte Sahne

Zubereitung:

1. Zuerst den Zuckerersatz im Mixtopf 10 Sek. auf Stufe 10 zu Pulver verarbeiten und nach unten schieben. Anschließend die gefrorenen Früchte hinzugeben, 7 Sek. auf Stufe 8 zerkleinern und nach und nach die Sahne hinzugeben.
2. Alles nochmals 30 Sek. auf Stufe 4 zu einem geschmeidigen Fruchteis vermengen und unbedingt kalt servieren! Fertig.

DIY-MADELEINES

Nährwerte pro Stück: 500 kJ / 120 kcal, 14 g Kohlenhydrate, 6 g Fett, 2 g Eiweiß

Zutaten für 20 Stück:

125 g Butter, gestückelt
4 Eier
150 g Zucker
10 g Vanillezucker, (gerne selbst gemacht)
150 g Dinkelmehl
1 TL Backpulver

Zubereitung:

1. Zu Beginn den Backofen auf 190 °C vorheizen und kleine Formen (ggf. Madeleine-Formen) bereitstellen.
2. Zunächst die Butter im Mixtopf 2 Min. bei 70 °C auf Stufe 2 langsam schmelzen lassen und in eine separate Schüssel umfüllen.
3. Anschließend Eier, Zucker und Vanillezucker im leeren Mixtopf 2 Min. auf Stufe 4 verrühren, bis eine schaumige Masse entsteht. Gleich danach Mehl und Backpulver hinzugeben und nochmals 1 Min. auf Stufe 3 verrühren.
4. Die flüssige Butter in die Masse geben und 30 Sek. auf Stufe 3 unterrühren. Teig in die vorhandenen Förmchen gießen und ca. 17 Minuten im Ofenrohr backen lassen. Danach alles abkühlen lassen und genießen.

Tipp: Diese Nachspeise sollte als „etwas Besonderes" auf den Nachspeisen-Tisch kommen, da es eine Süßigkeit ist, die den Blutzucker schnell nach oben schnellen lässt und eher „leere" Kalorien enthält. Es ist jedoch auch wichtig, sich zwischendurch auch einmal etwas zu gönnen. Somit ist die Wahrscheinlichkeit für eine Heißhungerattacke viel geringer und der Körper braucht ab und zu Nervennahrung. Solange dies in einem guten Rahmen und nicht regelmäßig geschieht, ist das nicht problematisch!

SÜSSES OBST-SUSHI

Nährwerte pro Portion: 1767 kJ / 422 kcal, 94 g Kohlenhydrate, 1 g Fett, 8 g Eiweiß

Zutaten für 4 Portionen:

Süßer Sushireis:

350 g Klebreis

450 ml Wasser

60 ml Apfelsaft

40 g Zucker

20 ml Zitronensaft

1 Prise Salz

Füllung und Fertigstellung:

½ Mango, reif

½ Papaya

½ Melone nach Wahl

4 gleichgroße, bunte Sushi-Blätter auf Sojamehlbasis

Wasser zum Befeuchten

2 TL Zimt-Zucker-Mischung (optional)

Zubereitung:

Süßer Sushireis:

1. Zuerst den Reis in den Gareinsatz einlegen. Dann den Mixtopf mit dem Gareinsatz ca. 13 Minuten unter leicht fließendes Wasser stellen, bis das Wasser klar bleibt. Dann den Gareinsatz herausnehmen, Reis bis zu 10 Minuten abtropfen lassen und zeitgleich den Mixtopf leeren.
2. Als Nächstes den gewaschenen, abgetropften Reis und das Wasser in den Mixtopf geben, 11 Min. bei 95 °C auf Stufe 1 garen lassen und einmal mit dem Spatel den Reis vom Boden lösen. Mixtopfdeckel und Messbecher aufsetzen und Reis abgedeckt 10 Minuten ziehen lassen.
3. Den fertigen Reis in eine geeignete Schale, z. B. in eine Auflaufform, umfüllen und auf Körpertemperatur abkühlen lassen. Mit einer Gabel die Reiskörner so hinschieben, dass sie nicht verkleben.
4. Dann Apfelsaft, Zucker, Zitronensaft und Salz im Mixtopf 2 Min. bei

100 °C auf Stufe 1 aufkochen lassen, über den ausgekühlten Reis geben, vorsichtig mit einer Gabel gut einarbeiten, d. h. Reisklümpchen auseinanderschieben, und anschließend 10 Minuten ruhen lassen.

Füllung:

1. Die Obstsorten in Stifte schneiden, sodass diese eine Sushi-Länge aufweisen.
2. Danach die Sushi-Blätter um ein paar Zentimeter kürzen, mit der glatten Seite nach unten oder ein entsprechend gekürztes buntes Sushi-Blatt auf eine mit Frischhaltefolie abgedeckte Bambusmatte legen. 3-4 EL gegarten süßen Sushireis mit nassen Händen auf dreiviertel des Blattes drücken. Das Blatt danach umdrehen und mit der Reisseite nach unten auf die Frischhaltefolie legen. 3 Obststifte am unteren Rand auf das Blatt legen und mithilfe der Bambusmatte fest aufrollen. Auf diese Weise kannst du 4 Sushi-Rollen herstellen. Sushi-Rollen mit der Reisschicht außen nach Wunsch ummanteln, das muss aber nicht sein. Die fertigen Sushi-Rollen in 6-8 Stücke schneiden und mit Sirup oder Schokoladensauce servieren.

Tipp: Eignet sich auch super als Snack für zwischendurch!

SCHOKO-WAFFELN MIT KOKOS

Nährwerte pro Portion: 977 kJ / 233 kcal, 31 g Kohlenhydrate, 9 g Fett, 3 g Eiweiß

Zutaten für 16 Stück:

Waffelteig:

100 ml Milch

220 g Dinkelmehl

30 g frische Hefe

10 g Kakao

1 Prise Salz

2 Eier

60 g Zucker

60 g Butter oder Margarine

50 g Kokosöl (Zimmertemperatur)

Kompott:

80 g Heidelbeeren (TK)

80 g Himbeeren (TK)

1 Handvoll Kokosflocken

3 Äpfel

2 Pfirsiche

Nach Bedarf Obst nach Wahl

Zubereitung:

Waffeln:

1. Zuerst Milch, Hefe und Zucker im Mixtopf 2 Min. bei 37 °C auf Stufe 1 warm werden lassen.
2. Danach Dinkelmehl, Kakao, Salz und Eier hinzugeben und 3 Min. lang auf Knetstufe kneten.
3. Zum Schluss Butter und Kokosöl hinzugeben, alles 3 Min. lang kneten und in eine separate Schüssel umfüllen. Zugedeckt bei Zimmertemperatur 30 Minuten quellen lassen. In der Zwischenzeit den Mixtopf auswaschen und den Kompott beginnen.

Zubereitung Kompott:

1. Zunächst Äpfel und Pfirsiche schälen und in einen großen Topf

geben. Heidelbeeren und Himbeeren ebenfalls hinzufügen und mit 3 EL Wasser aufkochen lassen, bis das Obst ganz weich ist. Anschließend pürieren, bis die gewünschte Konsistenz erreicht ist.

KOKOS-KONFEKT MIT SCHOKOLADE

Nährwerte pro Portion: 1767 kJ / 422 kcal , 94 g Kohlenhydrate, 1 g Fett, 8 g Eiweiß

Zutaten für 4 Portionen:

Füllung

200 g Kondensmilch

250 g Kokosraspeln

Außenschicht

30 g weiße Kuvertüre

250 g geschmolzene Zartbitterschokolade oder Kuvertüre

50 g Margarine

Zubereitung:

1. Zunächst Kondensmilch mit 50g Kokosraspeln im Mixtopf auf Stufe 2 schmelzen lassen. Margarine unterrühren.
2. Nun alles handwarm abkühlen lassen und die Masse zu kleinen Kügelchen formen. Anschließend in der geschmolzene Schokolade hineintauchen, bis die komplette Kugel voller Schokolade ist. Nun in den restlichen Kokosraspeln wälzen und vollständig auskühlen lassen.

DIY-APFELTÄSCHCHEN

Nährwerte pro 100g: 418 kcal, 28 g Kohlenhydrate, 32 g Fett, 4 g Eiweiß

Zutaten für 6 Stück:

1 Packung Vollkornblätterteig – oder selbst gemachter Blätterteig, siehe Rezept
70 g Walnusskerne
3 Äpfel
1 TL Zimt
1 EL Rohrohrzucker
2 EL Kakaosplitter (optional)
100 g Rosinen (optional)

Zubereitung:

1. Den Blätterteig entweder auftauen lassen oder aus der Verpackung nehmen. Außerdem den Backofen auf 200 °C vorheizen.
2. Dann die Äpfel häuten und in mittelgroße Stückchen schneiden. Mit Zimt vermischen.
3. Apfelmasse, Zucker, Walnusskerne und Rosinen im Mixtopf 3 Min. auf Stufe 2 vermengen. Ganz zum Schluss die Kakaosplitter hinzufügen.
4. Anschließend auf jede Scheibe des Blätterteigs in die Mitte eine Apfelmischung geben und als kleines „Päckchen" verschließen. Die Ränder dabei gut mit einer Gabel eindrücken, damit die Masse nicht heraus quirlt. Nach Belieben mit Kokos und Zimt bestreuen.
5. Die fertigen Päckchen ca. 15 Minuten in den vorgeheizten Backofen schieben und danach gut abkühlen lassen. Fertig!

ORANGEN-KÜRBIS-CUPCAKES

Nährwerte pro Stück: 1351 kJ / 323 kcal, 4 g Kohlenhydrate, 29 g Fett, 10 g Eiweiß

Zutaten für 12 Stück:

Teig:

330 g Mandeln
50 g Butter, in Stücken
70 g Leinsamen
180 g Hokkaido-Kürbis, gestückelt
100 ml Orangensaft
10 g flüssiger Süßstoff
½ TL Zimt
½ TL Kardamom
1 TL Erythrit, ggf. mit Vanille
Salz
2 Eier
1 ½ TL Natron

Orangen-Topping:

100 g Sahne
150 g Mascarpone
½ TL flüssiger Süßstoff
10 ml Orangensaft
1 TL geriebene Orangenschale
1 Orange, in Filets geschnitten

Zubereitung:

Teig:

1. Zuerst die Mandeln und Leinsamen im Mixtopf 30 Sek. auf Stufe 10 zermahlen und separat umfüllen. Anschließend den Kürbis in den Mixtopf geben, 3 Sek. auf Stufe 5 zerkleinern und im Mixtopf lassen.
2. Dann Orangensaft, Süßstoff, Zimt und Kardamom hinzugeben, 7 Min. bei 100 °C auf Stufe 2 garen lassen und 30 Sek. auf Stufe 4 pürieren. Den Mixtopfdeckel abnehmen und ca. 20-25 Minuten abkühlen lassen. Zwischenzeitlich den Backofen auf 180 °C vorheizen und ein Backblech

mit Papierförmchen auslegen oder Muffinförmchen aus Papier darauf verteilen.

3. Nun Mandel-Leinsamen-Mehl, Erythrit, Natron, Salz, Butter und Eier in den Mixtopf geben und alles 30 Sek. auf Stufe 4 vermischen. Die Teigmasse in die Muffinförmchen füllen und für 20 Minuten in den Ofen schieben. Muffins abkühlen lassen. Weiter geht es mit dem Topping.

Orangen-Topping:

1. Den Rühraufsatz einsetzen und die Sahne im Mixtopf auf Stufe 3 bis zur gewünschten Konsistenz steif schlagen.

2. Als Letztes Mascarpone, Süßstoff, Orangensaft und Orangenschale zugeben. Alles 10 Sek. auf Stufe 3 verrühren. Das fertige Topping auf den Muffins verteilen und jeweils 1-2 Orangenfilets und ggf. ein Minzblatt darauf legen.

BEEREN-QUICHE

Nährwerte pro Portion: 1209 kJ / 289 kcal, 33 g Kohlenhydrate, 15 g Fett, 5 g Eiweiß

Zutaten für 12 Stück:

Teig:

300 g Mehl

1 Prise Salz

1 Ei

120 g Butter, gestückelt

50 g Zucker

30 ml kaltes Wasser

Belag:

200 g Himbeeren

50 g Butter, gestückelt

40 g Sahne

80 g Rohrohrzucker

200 g rote Beeren, TK

Puderzucker (optional)

3 Eier

Zubereitung:

Teig:

1. Zunächst Mehl, Zucker, Salz, Ei, Butter und Wasser im Mixtopf 40 Sek. auf Stufe 5 durchkneten. Diese Masse aus dem Mixtopf herausnehmen und zu einem Bällchen formen. Das Ganze in Frischhaltefolie einwickeln und 30 Minuten kühlen und ruhen lassen. In der Zwischenzeit den Backofen auf 180 °C vorheizen und eine Springform einfetten.
2. Danach den Teig ausrollen und die Springform mit dem Teig auslegen. Dabei einen Rand von 2 cm hinaufschieben.

Belag:

1. Zuerst Himbeeren im Mixtopf 8 Sek. auf Stufe 8 pürieren. Anschließend Zucker, Eier, Butter und Sahne hinzugeben und 20 Sek. auf Stufe 3 vermengen.
2. Nun den Rühraufsatz einsetzen, Himbeermischung 7 Min. bei 70 °C

auf Stufe 2 erwärmen und Rühraufsatz wieder entfernen. Die fertige Himbeercreme auf dem Boden verteilen und die Quiche ca. 30 Minuten backen. Anschließend abkühlen lassen.

3. Die aufgetauten oder frischen gemischten Beeren auf die Quiche geben und ggf. mit etwas Puderzucker bestäuben. Kalt servieren und genießen.

SÜSSER GRIESSAUFLAUF

Nährwerte pro Portion: 2692 kJ / 642 kcal, 72 g Kohlenhydrate, 33 g Fett, 15 g Eiweiß

Zutaten für 4 Portionen:

Grießauflauf:

100 g Butter, gestückelt
1 EL Semmelbrösel
100 g Weichweizengrieß
500 ml Milch
1 TL Orangenschale, gerieben
4 Eier
2 EL Rosinen (optional)
80 g Zucker
1 Prise Salz

Pflaumenkompott:

500 g halbe Pflaumen ohne Kern
1 Zimtstange
150 ml Wasser
30 g Rohrohrzucker
2 EL Maisstärke, in 2 EL kaltes Wasser eingerührt
Ahornsirup zum Abschmecken

Zubereitung:

Grießauflauf:

1. Zunächst den Backofen auf 180 °C vorheizen, eine Auflaufform mit Butter einfetten und mit den Bröseln ausstreuen. Anschließend eine Schüssel auf den Mixtopfdeckel stellen, Grieß einwiegen und alles zur Seite stellen.
2. Als Nächstes die Milch im Mixtopf 8 Min. bei 100 °C auf Stufe 2 aufkochen lassen. Nach 5 Minuten den Grieß aus der Schüssel langsam einrieseln lassen. Die fertige Masse wieder in eine extra Schüssel befüllen und ca. 20 Minuten abkühlen lassen, dabei öfter umrühren. Mixtopf anschließend ausspülen.
3. Dann den Rühraufsatz einsetzen. Eiweiß von 4 Eiern sowie Salz im Mixtopf 4 Min. auf Stufe 3-4 steif schlagen. Danach den Rühraufsatz

wieder entfernen und Eischnee in eine separate Schüssel umfüllen.

4. Nun Zucker, Butter und Orangenschale im Mixtopf 3 Min. auf Stufe 3 rühren, dabei 4 Eigelb und die Grießmasse nach und nach durch die Deckelöffnung hinzugeben. Diese Masse zum Eischnee in die Schüssel füllen und vorsichtig unterheben. Anschließend in die vorbereitete Auflaufform füllen, nach Wunsch mit Rosinen bestreuen und 30-40 Minuten backen, bis sich oben eine goldbraune Schicht bildet. Währenddessen den Mixtopf wieder spülen und das Pflaumenkompott zubereiten.

Pflaumenkompott:

1. Zuerst Pflaumen, Zucker, Zimtstange und Wasser im Mixtopf 10 Min. bei 100 °C auf Stufe 3 kochen. Nach diesem Vorgang die Zimtstange entwenden.
2. Aufgelöste Maisstärke hinzugeben, 2 Min. bei 100 °C auf Stufe 2-3 aufkochen und in eine separate Schüssel umfüllen. Nun den fertigen Grießauflauf zusammen mit dem Kompott auf tiefen Tellern servieren. Nach Bedarf gerne ein paar Tropfen Agavendicksaft oder Ahornsirup hinzufügen. Fertig!

BROKKOLI-SCHOKOLADEN-MUFFINS

Nährwerte pro Stück: 1189 kJ / 284 kcal, 32 g Kohlenhydrate, 15 g Fett, 5 g Eiweiß

Zutaten für 6 Stück:

80 g Butter, gestückelt
2 Eier
100 g Brokkoli, gedämpft und püriert
3 reife Bananen, püriert
80 g Zucker
1 TL geriebene Orangenschale
100 g Mehl
60 g Schokoladentropfen
700 ml Wasser
1 TL Backpulver
Puderzucker zum Bestäuben

Zubereitung:

1. Muffinförmchen vorbereiten.
2. Zuerst Eier, Zucker und Butter im Mixtopf 1 Min. bei 37 °C auf Stufe 4 vermengen. Anschließend Brokkoli, Bananen, Orangenschale, Mehl und Backpulver hinzugeben, 4 Sek. auf Stufe 6 verrühren und mit dem Spatel nach unten schieben.
3. Dann die Schokotropfen zugeben und 3 Minuten auf Stufe 5 unterrühren. Den Teig in die vorbereiteten Förmchen füllen und dabei darauf achten, dass der Teig ca. bis zur Hälfte der Förmchen reicht. Die Muffins 20-30 Minuten in das Backrohr schieben und als Schmankerl ein wenig Puderzucker auf die abgekühlten Muffins streuen.

MANGO-TARTELETTES MIT ZIMT

Nährwerte pro Stück: 1416 kJ / 337 kcal, 36 g Kohlenhydrate, 19 g Fett, 3 g Eiweiß

Zutaten für 8 Stück:

Teig:

20 g Zucker

½ TL Salz

210 g Mehl

1 Prise Zimt

120 g Butter, gewürfelt

50 g Butterschmalz, gewürfelt

70 ml kaltes Wasser

Belag:

3 Kardamomkapseln, Saat ausgelöst

50 g Rohrohrzucker

600 g Mango, 250 g geviertelt und 350 g in Spalten

2 TL Speisestärke

3 TL Puderzucker

Zubereitung:

Teig:

1. Zu Beginn gleich zwei Backbleche mit Backpapier auslegen und den Ofen auf 200 °C vorheizen.
2. Für den Teig zuerst Mehl, Zucker, Salz, Butter, Butterschmalz und Wasser im Mixtopf 1 Min. lang mit dem Knetaufsatz verkneten. Teig aus dem Mixtopf herausnehmen, in einen Gefrierbeutel geben, flach drücken und mindestens 2 Stunden im Kühlschrank kaltstellen. Den Mixtopf wieder ausspülen und mit dem Rezept fortfahren.

Belag:

1. Hier zuerst Kardamomsaat und 30 g Rohrohrzucker in den Mixtopf geben und 10 Sek. auf Stufe 10 zu Pulver verarbeiten.
2. Danach 250 g Mangoviertel und Speisestärke hinzugeben, 10 Sek. auf Stufe 6 pürieren und nach unten schieben, anschließend 5 Min. auf Varoma-Stufe 1 kochen und komplett abkühlen lassen.

3. Nun die Masse in ca. 8 gleichgroße Stücke zerschneiden und zu Kugeln formen. Diese auf einer leicht bemehlten Arbeitsfläche möglichst rund (ø 14 cm) ausrollen. Es passen je 4 Teigformen auf ein Blech.

4. Das Aprikosenpüree mittig auf die Teigformen verteilen, sodass noch ein gutes Stück Rand übrigbleibt. Den Teigrand über das Püree klappen, mit 350 g Mangospalten belegen und mit 20 g braunem Zucker bestreuen. Die Bleche jeweils 25 Minuten auf mittlerer Schiene backen. Anschließend abkühlen lassen und nach Bedarf mit Puderzucker bestreuen. Fertig.

SÜSS-SALZIGE HONIGMELONEN-SUPPE

Nährwerte pro Portion: 708 kJ / 168 kcal, 21 g Kohlenhydrate, 7 g Fett, 2 g Eiweiß

Zutaten für 6 Portionen:

1000 g Honigmelonen, davon 600 g gestückelt
400 g Gurke
130 g frische Himbeeren
30 g Weißbrot
20 ml Olivenöl
20 ml Zitronensaft
2 TL rosa Pfefferbeeren, zermürbt 2 ½ TL Salz
Tabasco (optional)
100 g Weißwein
2 TL Zucker
13 g frische Minze
20 g Butter

Zubereitung:

1. Zuerst 600 g Honigmelone, Gurke, 100 g Himbeeren und das Weißbrot im Mixtopf 5 Sek. auf Stufe 5 zerkleinern und nach unten schieben. Gleich darauf Olivenöl, Zitronensaft, Salz, rosa Pfeffer und ggf. Tabasco ebenfalls hinzugeben und 30 Sek. auf Stufe 10 pürieren. Alles durch ein Sieb in eine große Schüssel streichen. Gazpacho kaltstellen und mindestens 1,5 Stunden ziehen lassen.
2. In der Zwischenzeit Weißwein, 1 TL Zucker, 1 TL Salz und Minze in den ausgespülten Mixtopf geben und 20 Sek. auf Stufe 8 vermischen. Die entstandene Flüssigkeit in eine Kanne umfüllen.
3. Kurz vor dem Servieren 400 g Honigmelone in ca. 15 mm große Quadrate schneiden und mit Zitronensaft, 1 TL rosa Pfeffer, 1 TL Zucker und ½ TL Salz vermengen. Die Melonenwürfel in

einer Pfanne auf dem Herd mit der Zugabe von Butter scharf anbraten. Die fertige Masse auf gekühlte Teller verteilen und mit Minzwein beträufeln. Mit den restlichen Himbeeren und den angebratenen Melonenstückchen garnieren und servieren.

GRAPEFRUIT-ORANGEN-DRINK

Nährwerte pro Glas: 13 kcal, 2.5 g Kohlenhydrate, 0 g Fett, 0.5 g Eiweiß

Zutaten für 2 Gläser:

50 g Ingwer, gestückelt
Saft von 2 Orangen
Saft von 2 Grapefruits
30 ml Agavendicksaft
1 Prise Chiliflocken (optional)

Zubereitung:

1. Ingwer im Mixtopf 5 Sek. auf Stufe 8 zerkleinern. Mit dem Spatel nach unten schieben.
2. Orangensaft, Grapefruitsaft und Agavendicksaft zugeben und 1 Min. auf Stufe 10 pürieren.
3. Nach Belieben mit einer Prise Chiliflocken garnieren.

Tipp: Für Kinder geht dieser Drink ganz einfach mit allen möglichen Obst- und Gemüsesorten. Schaue einfach, was für deine Familie am besten passt!

KOKOSSAKE MIT QUARK

Nährwerte pro Glas: 636 kJ / 152 kcal, 13 g Kohlenhydrate, 1 g Fett, 20 g Eiweiß

Zutaten für 1 Glas:

150 ml Kokosdrink oder Kokosmilch

150 g Magerquark

50 ml Orangensaft

20 g Erythrit mit Vanille

Zubereitung:

1. Kokosdrink oder Kokosmilch, Magerquark, Orangensaft und Erythrit im Mixtopf 30 Sek. auf Stufe 8 vermengen und in ein geeignetes Glas füllen. Fertig!

Tipp: Diesen Nachspeisendrink kann man gut im Kühlschrank und bis zu einer Woche lagern. Es ist eine gesunde und bekömmliche Nachspeise, vor allem für warme Sommertage.

MULTIVITAMIN-SMOOTHIE

Nährwerte pro Glas: 344 kJ / 82 kcal, 18 g Kohlenhydrate, 0 g Fett, 1 g Eiweiß

Zutaten für 4 Gläser:

400 g frisches Obst nach Wahl, gestückelt
250 ml Obstsaft (z. B. Orangensaft) oder Wasser
50 g Eiswürfel
25 ml Limettensaft (optional)
1 EL Rohrohrzucker (optional)

Zubereitung:

1. Einfach den Mixtopf mit allen Zutaten nach und nach befüllen, das Ganze 5 Sek. auf Stufe 5 vermischen und 1 Min. auf Stufe 10 langsam pürieren. Gerne mit frischem Obst dekorieren und kalt servieren.

KINDER-PINA-COLADA

Nährwerte pro Portion: 628 kJ / 150 kcal, 25 g Kohlenhydrate, 5 g Fett, 1 g Eiweiß

Zutaten für 6 Portionen:

550 g frische Ananas, geschält
1 Dose Kokosmilch
1 ½ EL Agavensirup
16 Eiswürfel
1 Limette, geviertelt
5 EL Kokosraspeln

Zubereitung:

1. Zunächst 500 g Ananas, Kokosmilch und Agavensirup im Mixtopf 1 Min. auf Stufe 10 pürieren. Gleich darauf 10 Eiswürfel hinzugeben und 30 Sek. auf Stufe 10 mixen. Nach Bedarf ein wenig Limettensaft auspressen und hineinträufeln.
2. Nun Kokosraspeln auf einen kleinen Teller geben und mit der Limette am Rand von 6 Gläsern entlangfahren, sodass der Rand gut befeuchtet ist. Den Rand in die Kokosraspel drücken, sodass ein Kokosrand entsteht.
3. Kinder-Pina-Colada vorsichtig in die Gläser gießen. Den Rest der Ananas auf einen Spieß stechen und als Deko in die Gläser geben. Fertig!

FRUCHTCOCKTAIL FÜR KINDER

Nährwerte pro Portion: 652 kJ / 156 kcal, 17 g Kohlenhydrate, 0 g Fett, 1 g Eiweiß

Zutaten für 6 Portionen:

6 Pfirsiche oder Nektarinen
10 g Zitronensaft
15 g Rohrohrzucker
700 ml Orangensaft
50 g Grenadine

Zubereitung:

1. Zunächst die Pfirsiche oder Nektarinen mit heißem Wasser übergießen, kurz abkühlen lassen und die Schale abziehen. Kern entfernen.
2. Obstfleisch, Zitronensaft, Orangensaft, Zucker und Grenadine in den Mixtopf geben und 20 Sek. auf Stufe 8 pürieren und vermischen.
3. Das fertige Gemisch auf 6 Gläser verteilen und als Deko ggf. verschiedene Obstsorten auf einen Spieß stechen. Kühl servieren.

ERDBEER-HOLUNDER-SMOOTHIE MIT JOGHURT

Nährwerte pro Glas: 742 kJ / 177 kcal, 25 g Kohlenhydrate, 5 g Fett, 6 g Eiweiß

Zutaten für 4 Gläser:

500 g Erdbeeren
250 g Naturjoghurt
100 ml kalte Milch
100-120 g Holunderblütensirup
10 ml Zitronensaft

Zubereitung:

1. Alles zusammen, sprich Erdbeeren, Joghurt, Milch, Sirup und Zitronensaft, im Mixtopf 30 Sek. auf Stufe 10 pürieren.
2. Anschließend in die Gläser füllen und noch kalt genießen.

MANGO-PFIRSICH-SMOOTHIE

Nährwerte pro Glas: 460 kJ / 110 kcal, 22 g Kohlenhydrate, 0 g Fett, 2 g Eiweiß

Zutaten für 6 Gläser:

5 Pfirsiche
1 Mango
2 Aprikosen
300-350 ml kaltes Wasser
150 g Eiswürfel
20 ml Agavendicksaft (optional)

Zubereitung:

1. Das ganze Obst schneiden und mit Wasser, Eiswürfeln und Agavendicksaft im Mixtopf 2 Min. auf Stufe 10 pürieren.
2. Anschließend in die Gläser füllen und noch kalt genießen.

Snacks

APFEL-SELLERIE-PÜREE

Nährwerte pro Portion: 51 kcal, 11.3 g Kohlenhydrate, 0.2 g Fett, 0.7 g Eiweiß

Zutaten für 2 Portionen:

120 g Staudensellerie, gestückelt
260 g Apfel, gestückelt
120 ml Wasser
1 Zweig Minze

Zubereitung:

1. Apfel und Sellerie in den Mixtopf geben und 1 Min. auf Stufe 5-10 aufsteigend fein pürieren.
2. Minze und Wasser zugeben und erneut 15 Sek. auf Stufe 10 pürieren.
3. In Schälchen servieren und mit Melisse oder Minze garnieren. Als erfrischende Nachspeise oder als gesunder Snack geeignet.

Tipp: Alternativ kann man einen erfrischenden Shot machen, indem man das Püree durch ein Passiertuch oder ein entsprechendes Küchenhandtuch drückt (Püree auf dem Tuch verteilen, Ecken zusammendrehen und den Saft herausdrücken).

BROTZEITBUTTER MIT LÖWENZAHN UND SCHNITTLAUCH

Nährwerte pro Portion: 741 kcal, 1 g Kohlenhydrate, 83 g Fett, 1 g Eiweiß

Zutaten für 1 Portion:

100 g Butter

10 Löwenzahnblüten

20 Schnittlauchblüten

Zubereitung:

1. Gezupfte Blätter von 9 Löwenzahnblüten sowie 18 Schnittlauchblüten in den Mixtopf geben. Die zimmerwarme Butter hinzugeben und 10 Sek. auf Stufe 2,5 verrühren.
2. In ein Gefäß geben und die übrigen Blütenblätter abzupfen und darüberstreuen.
3. Über Nacht ziehen lassen, damit sich das leichte Schnittlauch-Aroma entfalten kann.

BUNTES POPCORN FÜR ZWISCHENDURCH

Nährwerte pro Portion: 712 kJ / 170 kcal, 21 g Kohlenhydrate, 7 g Fett, 6 g Eiweiß

Zutaten für 2 Portionen:

50 g Popcorn-Mais
2 EL Öl
20 g gefriergetrocknete Erdbeeren
30 ml Wasser
½ TL Natron
Puderzucker

Zubereitung:

1. Zu Beginn den Backofen auf 100 °C vorheizen und ein Backblech vorbereiten.
2. Dann den Popcorn-Mais mit ein wenig Öl in einem Küchentopf aufploppen lassen, bis nur noch vereinzelt Plopp-Geräusche zu vernehmen sind. Das fertige Popcorn beiseitestellen.
3. Die Erdbeeren (mit ein wenig Puderzucker) im Mixtopf 10 Sek. auf Stufe 10 pulverisieren, anschließend Wasser und Natron hinzugeben und nochmals 10 Sek. auf Stufe 3 vermischen.
4. Dann das fertige Popcorn hinzugeben, alles gut vermengen und auf das vorbereitete Backblech geben. Alles zusammen 12 Minuten im Backofen (bei 100 °C Umluft) trocknen lassen. Wichtig dabei ist, nach der Hälfte der Zeit die Backofentür einmal zu öffnen, damit der Dampf entweichen kann. Wenn das Popcorn abgekühlt ist, kann es serviert werden.

Tipp: Das ist beispielsweise für den Familien-Film-Abend eine gute Alternative: Anstatt ungesunde Snacks eignet sich dieses Popcorn hervorragend, da dieses mit der Familie selbst gemacht werden kann und noch dazu superlecker schmeckt!

BÄRLAUCHPASTE

Nährwerte pro 100 g: 900 kcal, 3 g Kohlenhydrate, 100 g Fett, 1 g Eiweiß

Zutaten für 4 Portionen:

200 g Bärlauch
20 g Salz
160 ml neutrales Öl

Zubereitung:

1. Bärlauchblätter 10 Sek. auf Stufe 6 zerkleinern, kurz umrühren und noch einmal mischen, je nachdem, wie fein der Bärlauch werden soll.
2. Anschließend Salz und Öl hinzugeben und nochmals für 10 Sek. Stufe 6 einstellen.
3. In Gläser füllen und mit ein bisschen Öl bedecken, so hält es sich im Kühlschrank ein paar Monate!

DIY-BÄRLAUCHBUTTER

Nährwerte pro 100 g: 741 kcal, 1 g Kohlenhydrate, 83 g Fett, 1 g Eiweiß

Zutaten für 4 Portionen:

250 g Butter

1 EL Bärlauchpaste (Rezept s. o.)

Zubereitung:

1. Die zimmerwarme Butter und die Bärlauchpaste 10 Sek. auf Stufe 5 verrühren. Im weichen Zustand ggf. in einen Spritzbeutel füllen, nach Bedarf portionieren und kühlen.
2. Schmeckt als Aufstrich und eignet sich als Dip für zwischendurch.

FRUCHT-MÜSLIRIEGEL MIT MACADAMIA

Nährwerte pro Stück: 908 kJ / 217 kcal, 24 g Kohlenhydrate, 11 g Fett, 4 g Eiweiß

Zutaten für 21 Stück:

120 g Macadamianüsse
25 g Bananenchips
50 g Rohrohrzucker
½ Vanilleschote
40 ml Agavendicksaft
400 ml Milch
110 g kernige Haferflocken
110 g zarte Haferflocken
80 g Kokosraspeln
20 g Amaranth, gepufft
50 g Sesam
75 g getrocknete Cranberrys
1 Prise Salz

Zubereitung:

1. Zuerst den Backofen auf 130 °C vorheizen und eine quadratische Springform (ca. 23 cm) mit Backpapier belegen.
2. Anschließend die Macadamianüsse und Bananenchips im Mixtopf 4 Sek. auf Stufe 7 zerkleinern und in eine separate Schüssel umfüllen.
3. Nun Zucker und Vanilleschote im Mixtopf 15 Sek. auf Stufe 10 zu Pulver verarbeiten, dann gleich den Honig und die Milch hinzugeben und 10 Sek. auf Stufe 3 verrühren.
4. Diese Mischung mit den kernigen und zarten Haferflocken sowie mit Kokosraspeln, Amaranth, Sesam, Cranberrys und Salz 22 Sek. auf Stufe 3 vermengen. Danach die Müslimischung in die vorbereitete Form geben, mit der Rückseite eines Esslöffels oder mit einem Messer glattstreichen und 30-35 Minuten im Backofen backen. Um es richtig knusprig zu machen, die letzten 5 Minuten auf Umluft stellen. Die Masse nun in der Form abkühlen lassen und in große Streifen

schneiden, sodass Riegel entstehen. Fertig!

Tipp: Lässt sich super in Dosen aufbewahren und kann als Pausensnack verwendet werden!

CASHEW-RIEGEL MIT HAFER

Nährwerte pro Stück: 1080 kJ / 258 kcal, 25 g Kohlenhydrate, 14 g Fett, 6 g Eiweiß

Zutaten für 21 Stück:

60 g Mandeln
60 g Cashewkerne
60 g Walnüsse
50 g Zartbitter-Schokolade, gestückelt
150 g Aprikosen, getrocknet
100 g Cranberrys, getrocknet
40 g Cashewmus
30 g Kokosblütenzucker
1 TL Zimt
60 ml Wasser
20 g Dinkelmehl
20 ml Rapsöl
100 g kernige Haferflocken

Zubereitung:

1. Zuerst den Backofen auf 180 °C vorheizen und ein Backblech vorbereiten. Anschließend Mandeln, Cashewkerne und Walnüsse darauf verteilen, 10 Minuten anrösten und abkühlen lassen.
2. Dann die Zartbitter-Schokolade im Mixtopf 4 Sek. auf Stufe 6 zermürben und in eine extra Schüssel umfüllen.
3. Die geröstete Nussmischung in den Mixtopf geben und 3 Sek. auf Stufe 6 zermürben, wieder umfüllen und beiseitestellen.
4. Als Nächstes Aprikosen, Cranberrys, Cashewmus, Kokosblütenzucker, Zimt, Wasser, Dinkelmehl und Rapsöl in den Mixtopf geben, alles zusammen 12 Sek. auf Stufe 6 vermischen und nach unten schieben.
5. Als letzten Schritt Haferflocken, Schokolade und die zerkleinerte Nussmischung hinzugeben und 30 Sek. auf Stufe 2 vermengen. Alles auf das vorbereitete Backblech geben und zu einem Rechteck formen. Die Mischung ca. 20 Minuten im Ofen backen, abkühlen lassen, in

angemessene Riegel schneiden und servieren. Fertig ist der Pausensnack!

ERDNUSS-TALER MIT SESAM

Nährwerte pro Stück: 625 kJ / 149 kcal, 12 g Kohlenhydrate, 10 g Fett, 3 g Eiweiß

Zutaten für 38 Stück:

Mürbeteig:

100 g Zucker

½ Vanilleschote

200 g Butter, gestückelt

300 g Dinkelmehl

1 Ei

Sesam-Erdnuss-Mischung:

200 g Erdnüsse, gesalzen

100 g Butter, gestückelt

70 g Rohrohrzucker

30 g Honig

½ TL Zimt

50 g Sesam

Zubereitung:

Mürbeteig:

1. Als Erstes den Zucker und die Vanilleschote im Mixtopf 40 Sek. auf Stufe 10 zu einem Pulver verarbeiten und das Ganze mit einem Spatel nach unten schieben.
2. Danach Butter, Mehl und Ei hinzugeben, 20 Sek. auf Stufe 5 kneten und den fertigen Teig in eine Frischhaltefolie einwickeln. Das Ganze 1 Stunde in den Kühlschrank stellen. Für die Zubereitung der Erdnuss-Mischung den Mixtopf ausspülen.

Erdnuss-Mischung:

1. Backofen auf 180 °C vorheizen und zwei Backbleche vorbereiten.
2. Dann die Erdnüsse im Mixtopf 5 Sek. auf Stufe 5 vermengen und schließlich in eine separate Schüssel umfüllen.
3. Danach Butter, Zucker, Honig und Zimt in den Mixtopf geben, 3 Min. bei 60 °C auf Stufe 2 erwärmen und die zerkleinerten Erdnüsse mit dem Sesam hinzugeben. Alles 8 Sek. auf Stufe 2 vermengen.

4. Nun den Mürbeteig halbieren, Teighälften nacheinander auf einer leicht bemehlten Arbeitsfläche zu je einer Rolle formen und die Teigrollen in Scheiben schneiden. Die Taler auf die vorbereiteten Backbleche legen und jeweils 1 TL Erdnuss-Sesam-Mischung auf diese geben. Die Plätzchen auf den Backblechen für ca. 15 Minuten im Ofen backen. Die fertigen Erdnusstaler abkühlen lassen und entweder gleich verzerren oder in Dosen aufbewahren für den kleinen Hunger zwischendurch!

SELBSTGEMACHTE KÄSESTANGEN

Nährwerte pro Stück: 333 kJ / 79 kcal, 4 g Kohlenhydrate, 6 g Fett, 2 g Eiweiß

Zutaten für 40 Stück:

250 g würziger Käse in Stücken (z. B. Bergkäse)
200 g Mehl
½ TL Cayennepfeffer
1 TL Salz
100 g kalte Butter, gestückelt
40 ml kaltes Wasser
2 EL Milch
60 g Butterschmalz
Sesam oder Mohn zum Bestreuen

Zubereitung:

1. Zunächst den Käse im Mixtopf 8 Sek. auf Stufe 10 zerkleinern und in eine extra Schale umfüllen. Anschließend Mehl, 100 g Käsemasse, Cayennepfeffer, Pfeffer, Salz, Butter, Butterschmalz und Wasser im Mixtopf 7 Sek. lang auf Stufe 6 vermengen. Die Masse herausnehmen und zu einem flachen Stückchen formen, in Frischhaltefolie einwickeln und 1-2 Stunden kaltstellen.
2. Währenddessen den Backofen auf 200 °C vorheizen und ein Backblech vorbereiten.
3. Den Teig nun in Form eines Rechteckes ausrollen. Die Teigplatte längs halbieren und quer in Streifen schneiden. Diese auf zwei Backbleche legen, mit Milch und Käse garnieren und, wenn gewünscht, auch mit Mohn und Sesam bestreuen. Auf der mittleren Schiene nacheinander ca. 10 Minuten backen. Alles abkühlen lassen und genießen.

ZUCCHINI-KICHERERBSEN-RÖLLCHEN

Nährwerte pro Stück: 221 kJ / 53 kcal, 4 g Kohlenhydrate, 3 g Fett, 2 g Eiweiß

Zutaten für 20 Stück:

15 ml Olivenöl
2 Zucchini, in Scheiben
Salz und Pfeffer
50 g Parmesan, gestückelt
1 Dose Kichererbsen
1 Knoblauchzehe
3 Stängel Minze
35 g getrocknete Tomaten (Öl aufgefangen)
15 g Kapern, eingelegt
5 ml Zitronensaft
Cayenne-Pfeffer
1 Eigelb

Zubereitung:

1. Zunächst den Backofen auf 200 °C vorheizen und 2 Backbleche einfetten. Zucchinischeiben nebeneinander auf die Backbleche legen, gut einsalzen und nacheinander jeweils 15 Minuten backen. Alles abkühlen lassen und Backofen noch nicht ausschalten.
2. Nun Parmesan im Mixtopf 9 Sek. auf Stufe 6 zermürben und in eine extra Schüssel geben.
3. Die Kichererbsen abtropfen lassen und die Flüssigkeit am besten abfangen. Nun Knoblauch, Minze, getrocknete Tomaten und Kapern im Mixtopf 3 Sek. auf Stufe 8 vermengen und ebenfalls umfüllen.
4. Anschließend Kichererbsen, 35 g der aufgefangenen Kichererbsenflüssigkeit, 10 ml Öl der getrockneten Tomaten, 15 ml Olivenöl, Zitronensaft, ½ TL Salz und den Cayenne-Pfeffer hinzugeben und alles 10 Sek. auf Stufe 8 pürieren. Tomaten-Kapern-Mischung und Eigelb hinzufügen und alles nochmals 10 Sek. auf Stufe 3 vermischen.

5. Abschließend Zucchinischeiben mit Tomaten-Kapern-Mischung bestreichen, zusammenrollen und mit einem Zahnstocher oder einem kleinen Schaschlik-Spieß festigen. Vor dem Backen noch mit dem Parmesan garnieren und alles 5 Minuten in den Backofen schieben. Am besten warm genießen.

GEMÜSE-PASTETE MIT TOFU UND KORIANDER-DIP

Nährwerte pro Stück: 894 kJ / 214 kcal, 5 g Kohlenhydrate, 18 g Fett, 8 g Eiweiß

Zutaten für 8 Stück:

Gemüse-Pastete:

200 g Karotten, gestückelt

100 g Knollensellerie, gestückelt

2 Knoblauchzehen

1 rote Chilischote, frisch

1 Zwiebel

½ Bund Petersilie

30 ml Öl

1 Pck. Tofu, gestückelt

2 Eier

Salz und Pfeffer

1 Prise Paprikapulver (rosenscharf)

Koriander-Dip:

½ Bund Koriander

100 g Mayonnaise

100 g Naturjoghurt

1 TL Zitronensaft

Salz und Pfeffer

Zubereitung:

Gemüse-Pasteten:

1. Backofen auf 180 °C vorheizen. Anschließend Karotten, Sellerie, Zwiebel, Knoblauch, Chili und Petersilie im Mixtopf 5 Sek. auf Stufe 5 zerkleinern und nach unten schieben. Danach das Öl zugeben und nochmals 6 Min. bei 120 °C auf Stufe 1 andünsten.
2. Nun Tofu, Eier, Salz, Pfeffer und Paprika hinzugeben und 15 Sek. auf Stufe 6 schrittweise pürieren.
3. Den dickflüssigen Teig in 8 kleine Förmchen (z. B. Muffinförmchen)

geben und 30 Minuten backen lassen. In der Zwischenzeit mit dem Dip beginnen.

Koriander-Dip:

1. Zuerst Mixtopf gut ausspülen und Koriander hineingeben. 3 Sek. auf Stufe 8 zerkleinern, anschließend Mayonnaise, Joghurt, Zitronensaft, Salz und Pfeffer hinzugeben und 8 Sek. auf Stufe 3 vermengen, würzen und in den Kühlschrank stellen.
2. Nun die Muffins aus den Förmchen stürzen und mit der Soße garnieren. Das fertige Gericht warm oder kalt genießen.

ENERGIETALER

Nährwerte pro Stück: 451 kJ / 108 kcal, 11 g Kohlenhydrate, 6 g Fett, 2 g Eiweiß

Zutaten für 65 Stück:

200 g Butter, gestückelt
200 g Datteln, getrocknet, ohne Stein
50 g Mandeln
180 g Zuckerrübensirup
50 g Vanillezucker (gerne selbst gemacht)
150 g Rohrohrzucker
120 g Erdnusscreme
30 g Mehl
300 g zarte Haferflocken
½ TL Zimt
½ TL Ingwerpulver
50 g Kokosraspeln
50 g Erdnüsse, gesalzen
100 g Sonnenblumenkerne

Zubereitung:

1. Zunächst Backofen auf 170 °C vorheizen, eine quadratische Backform mit Backpapier belegen und den Rand gut einfetten oder einsprühen.
2. Als Nächstes Datteln im Mixtopf 6 Sek. auf Stufe 9 zerhacken und in eine separate Schüssel umfüllen. Anschließend Mandeln dazu geben, 8 Sek. auf Stufe 8 vermengen und ebenfalls umfüllen.
3. Nun Butter, Sirup, Vanillezucker, braunen Zucker und Erdnusscreme im leeren Mixtopf 3 Min. bei 50 °C auf Stufe 3 schmelzen lassen. Danach Mehl, zerkleinerte Mandeln, zerkleinerte Datteln, Haferflocken, Zimt, Ingwerpulver, Kokosraspeln, Erdnüsse und Sonnenblumenkerne hinzugeben und alles 40 Sek. auf Stufe 3.5 vermischen.
4. Die fertige Mischung in die vorbereitete Form füllen und 25-30 Minuten im Ofen backen. Anschließend abkühlen lassen, in 64 Würfel schneiden und servieren.

GEFÜLLTE CHAMPIGNONS MIT KÄSE

Nährwerte pro Stück: 145 kJ / 34 kcal, 1 g Kohlenhydrate, 3 g Fett, 2 g Eiweiß

Zutaten für 24 Stück:

20 ml Olivenöl
24 braune oder weiße Champignons
130 g Manchego-Käse oder ähnlicher Käse
1 Scheibe altbackenes Weißbrot, in kleinen Stücken
2 Frühlingszwiebeln
2 Knoblauchzehen
3 Stängel Petersilie
2 Prisen Cayenne-Pfeffer
2 Prisen getrockneter Rosmarin oder Thymian
Salz und Pfeffer

Zubereitung:

1. Als Erstes den Backofen auf 180 °C vorheizen und eine große Auflaufform vorbereiten. Am besten einfetten oder mit Backpapier auslegen.
2. Danach die Stiele der Champignons entfernen, jedoch nicht wegwerfen, sondern beiseitestellen. Champignonköpfe mit Olivenöl bestreichen und mit der Öffnung nach oben in die Auflaufform geben.
3. Käse und Weißbrot im Mixtopf 8 Sek. auf Stufe 9 klein rühren und dann beiseitestellen. Anschließend Frühlingszwiebeln, Knoblauch, Petersilie und Champignonstiele hinzufügen und 3 Sek. auf Stufe 5 zerkleinern.
4. Gleich danach das Olivenöl hineinfüllen und alles 2 Min. bei 120 °C auf Stufe 1 andünsten.
5. Nachfolgend die Käse-Brot-Mischung sowie Cayenne-Pfeffer, Rosmarin, Salz und eine Prise Pfeffer hinzugeben und 3 Sek. auf Stufe 3 vermengen.

6. Die fertige Füllung mithilfe eines Löffels gleichmäßig auf den Champignonköpfen verteilen und 13 Minuten lang in den Ofen schieben.
7. Champignons ein wenig abtropfen lassen und warm servieren. Eignet sich auch ideal als Grillbeilage.

LACHS-ZUCCHINI-ROLLEN MIT DIP

Nährwerte pro Stück: 132 kJ / 32 kcal, 0 g Kohlenhydrate, 2 g Fett, 3 g Eiweiß

Zutaten für 24 Stück:

250 g Lachsfilet, gewürfelt
350 g Zucchini mit Schale
50 ml Weißwein
1 Gemüsebrühwürfel
½ TL Currypulver
½ TL Kreuzkümmelsamen
40 g Sahne
Salz und Pfeffer
40 g Quark
natives Olivenöl

Zubereitung:

1. Als Erstes die Lachswürfel mit Pfeffer und Salz würzen. Anschließend Zucchini längs halbieren und in Streifen schneiden. Jeden Lachswürfel mit einem Zucchinistreifen umwickeln und die Zucchinireste separat aufbewahren. Varoma-Einlegeboden mit Backpapier auslegen und Röllchen daraufsetzen. Anschließend verschließen und beiseitestellen.
2. 150 g der Zucchinireste im Mixtopf 3 Sek. auf Stufe 4 zermürben und nach unten schieben. Danach Weißwein, Brühwürfel, Currypulver und Kreuzkümmel hinzugeben, Varoma aufsetzen und nun 8 Min. auf Stufe 1 garen lassen. Im Anschluss beiseitestellen.
3. Jetzt Sahne und Quark im Mixtopf 10 Sek. lang auf Stufe 5 vermischen. Erneut 10 Sek. auf Stufe 5 vermischen und die Röllchen mit jeweils ½ TL Dip anrichten. Nach Bedarf gerne mit Olivenöl beträufeln und warm servieren.

MARINIERTER CHICORÉE MIT ORANGE

Nährwerte pro Portion: 335 kJ / 80 kcal, 6 g Kohlenhydrate, 5 g Fett, 2 g Eiweiß

Zutaten für 4 Portionen:

40 g rote Zwiebeln
350 ml Wasser
50 ml Orangensaft
20 ml Olivenöl
1 Würfel Gemüsebrühe für 0,5 l
1 TL geriebene Orangenschale
1 TL Agavendicksaft
Tabasco (optional)
4 Stück Chicorée
1 TL rosa Pfefferbeeren
2 TL frische Petersilie, zerkleinert

Zubereitung:

1. Zunächst die Zwiebeln im Mixtopf 4 Sek. auf Stufe 5 zerkleinern und nach unten schieben. Anschließend das Olivenöl hinzugeben und 3 Min. bei 120 °C auf Stufe 1 andünsten.
2. Nun 50 ml Wasser sowie Orangensaft, Brühwürfel, Orangenschale, Agavendicksaft und ggf. Tabasco hinzugeben und 5 Min. im Varoma auf Stufe 1 kochen. Währenddessen 2 Backpapierblätter zerknüllen, die Enden eindrehen und zu Schiffchen formen. Chicorée halbieren und je vier Chicorée-Hälften in die Backpapierschiffchen legen. Die vorgekochte Marinade darüber schütten und die Päckchen wieder zudrehen. Anschließend in den Varoma-Behälter legen und gut verschließen.
3. Varoma kurz absetzen, dann 300 ml Wasser in den Mixtopf geben und alles verschlossen 15 Min. auf Stufe 1 garen lassen. In dieser Zeit rosa Pfefferbeeren bereitstellen und den gedämpften Chicorée damit

anrichten: Marinade aus dem Backpapier über den Chicorée gießen und mit rosa Pfeffer und Petersilie bestreut als Beilage servieren.

DIY-TORTILLAS MIT OLIVENHACK

Nährwerte pro Portion: 687 kJ / 164 kcal, 6 g Kohlenhydrate, 11 g Fett, 10 g Eiweiß

Zutaten für 8 Portionen:

Oliven-Hack:

50 g schwarze Oliven

50 g grüne Oliven

1 EL getrocknete Tomaten

2 TL Kapern, eingelegt

5 Stängel Basilikum

2 Prisen Paprikapulver

1 TL Balsamico

Tortilla:

50 g Parmesan, gestückelt

1 EL Olivenöl

80 g Schalotten

500 ml Wasser

50 ml Milch

2 Knoblauchzehen

4 Stängel Petersilie

200 g Kartoffeln, gestückelt

50 g frische Champignons

80 g rote Paprika, in Streifen

je ½ TL Paprikapulver, Salz und Pfeffer

6 Eier

Zubereitung:

Oliven-Hack:

1. Zuerst grüne und schwarze Oliven sowie Tomaten, Kapern, Basilikum, Paprikapulver und Balsamico im Mixtopf 3 Sek. auf Stufe 5 mixen und nach unten schieben.

2. Danach nochmals 3 Sek. auf Stufe 5 mixen und in eine extra Schüssel füllen. Mixtopf anschließend ausspülen.

Tortilla:

1. Nun den Parmesan im Mixtopf 5 Sek. auf Stufe 9 zerkleinern und ebenfalls umfüllen. Danach gleich Olivenöl, Schalotten, Knoblauchzehen und Petersilie im Mixtopf 3 Sek. auf Stufe 5 vermischen und alles nach unten schieben. Anschließend sofort 2 Min. bei 120 °C auf Stufe 1

andünsten und in einer etwas größeren Schüssel beiseitestellen.

2. Nun Wasser in den Mixtopf geben, Varoma-Behälter aufsetzen und Kartoffeln, Pilze und Paprika hineinlegen. Alles gut verschließen und 20 Min. auf Stufe 2 garen lassen. Nach dieser Zeit Varoma absetzen und das Gemüse in die Schüssel mit der Zwiebelmischung geben. Mixtopf ausleeren und ggf. spülen.

3. Grillfunktion des Backofens aktivieren.

4. Nun Paprikapulver, Salz, Pfeffer Eier und Milch im leeren Mixtopf 10 Sek. auf Stufe 4 vermengen und in die Schüssel zum Gemüse geben. Alles nochmals gut durchmischen.

5. Eine Auflaufform oder ofenfeste Form mit Olivenöl einfetten. Zeitgleich eine Pfanne auf dem Herd bei mittlerer Hitze erwärmen und Gemüse-Ei-Mischung hineingeben. Anschließend Tortilla mit Parmesan bestreuen, Herd auf eine niedrige Temperatur reduzieren und ca. 7 Minuten garen lassen, bis die Eier auf dem Pfannenboden gestockt und oben noch flüssig sind.

6. Diese Mischung dann in die eingefettete Auflaufform geben und 2-3 Minuten in den Backofen stellen, bis die Eier gestockt sind. Grillfunktion stets beibehalten.

7. Überbackene Tortilla aus dem Backofen herausnehmen und kurze Zeit ruhen lassen. Mit dem Oliven-Hack garnieren und noch warm servieren.

GORGONZOLA-SPINAT-TASCHEN

Nährwerte pro Stück: 494 kJ / 118 kcal, 44 g Kohlenhydrate, 10 g Fett, 2 g Eiweiß

Zutaten für 24 Stück:

40 ml Olivenöl
60 g Pinienkerne
400 g frischer Blattspinat
½ TL Salz
100 g Gorgonzola-Käse, gestückelt
1 Packung Filoteig
50 g Butter, geschmolzen
1 Ei, verquirlt
1 EL Sesamkörner, schwarz (optional)

Zubereitung:

1. Zuerst Olivenöl und Pinienkerne im Mixtopf 4 Min. bei 120 °C auf Stufe 2 erhitzen.
2. Anschließend Blattspinat und Salz hinzugeben und alles 2 Min. bei 120 °C auf Stufe 1 andünsten. Dann mit dem Spatel nochmals 5 Sek. auf Stufe 5 zerkleinern.
3. Nun den Gorgonzola hinzugeben, Mischung in den Gareinsatz umfüllen und die Flüssigkeit abtropfen lassen. Die Masse beiseitestellen.
4. Zwischenzeitlich den Backofen auf 180 °C vorheizen und ein Backblech vorbereiten. Darauf den Filoteig ausbreiten und diesen in 5-6 cm breite Streifen schneiden. Anschließend die geschmolzene Butter darauf verteilen. Jeweils 1 EL von der Spinatmischung auf eine Ecke des Teigstreifens geben, den Teigstreifen bis zum Ende dreieckig zusammenfalten und schauen, dass keine Lücken übrigen bleiben.
5. Die fertigen Taschen mit Ei bestreichen und nach Bedarf mit Sesam bestreuen. Das ganze 18 Minuten im Ofenrohr backen. Spinattaschen

heiß servieren und genießen.

1. Auflage

Marco Senoner: Friedrich Pacher Gasse 2

9900 Lienz

Covergestaltung: Maite Sommer

Coverfoto: depositphotos.com

Printed in Poland
by Amazon Fulfillment
Poland Sp. z o.o., Wrocław

77725640R10145